発達障害のある子への
ことば・コミュニケーション
指導の実際

評価からスタートする段階的指導

改訂第2版

監修 **石﨑朝世** （公社）発達協会王子クリニック院長

編集 **湯汲英史** （公社）発達協会常務理事／早稲田大学

JN033160

診断と治療社

序文　改訂第2版に寄せて

　どんな子ども達も，できれば人とうまく関わりたいという気持ちを持っています．人と会って緊張してしまう子ども，人と関わるのが苦手な自閉スペクトラム症の子ども，話したいことはあるけれどうまく話せない子どもなど，いろいろな子ども達がいますが，本当は，皆，人と関わりたいのです．話したいのです．子ども達は，人と関わり，人の言うことを聞き，人と話し，また，人のすることを見ながら，様々なことを学んでいきます．そして，皆，社会の中で居場所をみつけたいと思っています．そのためには，ことばに限らず，その人なりのコミュニケーション能力が上がることが大切です．この本は，子ども達，人の関わりが苦手な青年達も含め，コミュニケーション能力を伸ばし，様々なことを学びながら，いきいきと社会生活を営むことができるようにと願ってつくられました．なお，この本の主な執筆者は発達協会に属する言語聴覚士・公認心理師です．発達協会は，40年余り，子ども達が「その子どもなりの自立をして，いきいきと社会参加をする」ということを目標に発達援助をしてきました．ことばについても，真のコミュニケーションにつながることばが育まれるように指導にあたってきました．そして，その長期にわたる指導の経験と，新たな研究から，発達援助に役立つ発達評価法とそれぞれの発達段階に見合った指導法を提案するに至りました．本書では，それを紹介しています．また，様々な発達の問題を持つ子ども達の特徴を解説し，それぞれの子どもを理解して，子どもに関われるように配慮しました．医学的な考え方や治療にもふれていますので，子どもの発達に関わる医療現場や医療との連携にも役立つかと考えます．

　本書が，子ども達の発達に少しでも寄与ができたら，また，子ども達に関わる多くの方々の参考になればとよいと願っています．

　最後に，われわれに多くを学ばせてくださった，発達協会に関わった子ども達やご家族，発達協会の諸先輩や仲間に深謝したいと思います．

2022年1月

（公社）発達協会王子クリニック院長　石﨑朝世
東京医科歯科大学小児科臨床教授
医学博士，小児科専門医，小児神経専門医，子どものこころ専門医

本書の目的と使い方　改訂第2版に寄せて

　乳児期や幼児期前期の子どもの成長で気になることに，運動とことばの発達があります．運動の障害ですが，脳性麻痺や重い知的障害（知的能力障害）によるものは乳児期におおむね発見されます．

　はっきりとした障害はないのに，寝返りやハイハイなども含め，歩きだすのが遅い子がいます．中には，知的障害が原因のことがあります．知的障害があると，まわりへの興味が薄く，手を伸ばして物をとるなど，目的的な行動があまりみられません．このためもあって，運動発達が全般的に遅れてしまいます．

障害と良性の発達の遅れ

　その一方で，フロッピー・チャイルドといわれたりしますが，筋肉の緊張が低く，運動発達が遅れる場合があります．筋緊張が低い子どもでは，知的障害を伴う場合もありますが，知的障害がない場合もあります．知的障害がない場合は，徐々に運動能力は伸びていき，大きな遅れはみられなくなります．このような子どもは，「良性の筋緊張低下による歩行の遅れ」と表現したりします．このような子ども達は，運動の遅れから，障害の存在を疑われたりします．しかし実際には障害によるものではないただの遅れであり，成長とともに発達が進みます．

　昔から，発達には個人差があることがわかっています．「大器晩成」は，晩熟型の「ゆっくりタイプ」の存在を示し，「十で神童，十五で才子，二十過ぎればただの人」は早熟型のあるタイプを示しているといえます．

　実は，良性とされる発達の遅れについてはよくわかっていません．それは，運動発達が遅いという理由で医療機関などを訪ねても，歩けるようになるなどよくなれば，家族が受診することはほぼなくなるからです．このために，良性の兆候は，おもちゃなどへの関心や指の使い方など経験的にはわかっていても，明確には示されていません．

　子どもの発達を心配していた親や関係者も，大丈夫とわかれば杞憂で終わり，以後は関心を持つことはなくなるのでしょう．これらも理由として，子どもの発達の個人差については，踏み込んだ研究が進まない結果となっています．

ことばの発達と良性の遅れ

　「ことばの本」なのに，良性の運動発達について紹介したのは，発達障害についての知識が社会に広がったことが一つの理由です．発達障害への関心の高まりはよい面もありますが，一方ではこれまで，多分「個人差」と考えられていたような状態でも大人が注目し，心配するようになりました．

　現在では，大人の関心は「しゃべれない」といった，ことばの遅れだけではなくなっています．発音とともに，社会性も含め，ことば遣いや用法などにも敏感となってきました．このようなことの理由として，子どものことばについて不安を持つ人が増え，例えば医療機関の受診を増やしてもいます．確かに，ことばの発達が

遅れているという子もいますが，この数年で見ると個人差といってもよい子どもが増えています．

　実際に，ことばの遅れや使い方の問題もあって，自閉スペクトラム症と診断された子どもの中には，数年後に「部分寛解」や「寛解」とされ，障害の存在そのものが否定される場合が出てきています（寛解：臨床的にみて，症状などが消失した状態）．このような子どもの場合は，ことばも含め障害があったというよりも，発達が個性的なタイプであり，ある時期に「ことばの遅れを示していたが良性だった」ともいえるでしょう．

短期間でみない大切さ

　ことばの発達ですが，単にボキャブラリー数だけで判断するのではないことはいうまでもありません．

　「構文」といいますが，助詞も含めた文章の組み立て方や，コミュニケーションの内容など，多様な側面がことばの世界にはあります．例えば自閉的だったり，あるいは知的障害があると，ことわざや比喩がわかりにくいといわれます．これらの障害があると，「石の上にも三年」を「がんばってやりぬけばできるようになる」という意味で理解できなかったりします．中には，「罰でさせられること」と考える子もいます．そういう姿から，ことわざがわからないとされますが，実際には，「石の上にも三年」を悪い意味で理解している「ふつうの大人」もいます．誤解は，障害ではなく，学習や経験の不足が原因のこともあります．比喩もそうで，子どもばかりでなく，大人にも「たとえ話」が苦手な人がいます．比喩はわかりやすくはあっても，本当のことではなく，そのことを嫌う人がいます．

　幼児期など人生の初期に，個性的な成熟曲線を示し，また学習や経験の不足があって，このために発達障害を疑われる場合があります．このような子どもは，長い目で見ると学習が進み，変化，成長していきます．たとえ障害があったとしても，学ぶことはでき，ことばに関する学習体験の回数，濃さなどによって，発達していくのは確かです．

　子どもの発達への理解が，関わる際に必要なのはいうまでもありません．ただ，ある瞬間の，ある時期の子どもの状態像だけで診断するのは，時に大人が誤った先入観を持ってしまうという点で危険です．子どもの発達と関わる際には，短期間ではなく，数年から十数年，数十年というスパンで考えていく必要があります．

ことばと個性

　ことばの使い方ですが，その人なりの考え方や表現のスタイルでもあり，その人の個性を示すともいえます．

　高齢になると，発音が不明瞭になり，さらには思考力や表現力も衰える傾向があります．それは仕方がないことといえ，高齢者のプライドに配慮した関わり方が必要とされます．

　障害のためもあり，物事の捉え方や，話し方も含めた表現が独特となることがあります．ことばの力について評価をし，指導を行う際には，ことばとその人が持つ人格や個性は密接な関係があることを理解しておく必要があります．関わる側が，

よかれと思って指導することが，相手にとっては自分を否定されるように感じることがあるかもしれないからです．

わからないことを知る

　脳性麻痺のために，自分の体を思い通りに動かせない人がいます．そういう人に体の動かし方を教える際ですが，訓練する側には，どこがどう動かないかについて，本当には実感することはできません．関わる中で，障害のある本人にどこがどう動かないかを知ってもらい，楽に動かせるよう一緒に工夫していくことが，訓練のテーマとなります．脳性麻痺は脳にダメージがありますが，その部位はわかっても，体の細かい動きへの影響まではわからないといえます．

　ことばの障害については，体の動き以上によくわかっていないといえます．特に子どもの場合は，未熟なことと障害のために不自由なことが存在しますが，それらの二つを見極めるのはとても難しいといえます．

　何ができるようになるのか，どうやったらできるようになるのか，それらを知る徴候があるのかなど，指導の際には理解しておくべきことがいくつもあります．ところが，ことばの発達については，今の段階ではよくわかっていません．

　脳性麻痺の人に，無理やりに体の動かし方を教えても，できるようにはならないでしょう．それと同じに，ことばを教えていく場合も，強引にやっても子どもはできるようになるわけではありません．頂上を目指しながらも，山道がどこにあり，どう進めばいいのか，はっきりとはわかっていないのが現状といえます．

本書の目的

　さて，よくわかっていない現状の中で本書を出版する目的は，大きくいえば三点あります．
①使いやすい評価法の紹介
　一つは，ことばの発達について，簡易な評価法を紹介することです．指導の際には，評価は出発点であり，効果を測るものさしでもあります．

　ことばに関しては，様々な評価スケールがありますが，そのものさしが粗すぎたり，細かすぎるように感じてきました．ことばの成長を促すためには，家庭や園，学校での，子どもとの関わり方が重要となります．粗すぎるものさしは，指導の際には大まかな参考程度にしかなりません．一方で細かいものさしは，子どもの姿を細かく示すかもしれませんが，専門的で，親や関係者にはわかりにくいという難点があります．本書では，親や関係者が子どもの発達の姿から，時間をあまりかけずにできる評価法を提案しました．この評価法ですが，①ことばの理解力と②関わり（社会性）の二軸で子どもの状態を把握する仕組みとなっています．自閉症圏の子どもも含め，ことばの理解力だけでなく，社会性への配慮がないと，子どもにあった指導ができないと考えているからです．

　また，この評価法は，子どもの認知特性や不適切な行動についても記述するようになっています．
②指導内容の紹介
　評価法を使うと，子どもの発達の状態にあった指導内容が具体的にわかります．

このことが本書の二つ目の目的です．もちろん，子どもによって指導の中身について アレンジが必要なこともあるでしょう．

③障害の程度や種別による違い

　本書では様々な発達障害と，ことばやコミュニケーションの内容について，特徴 的な点が紹介されています．ことばの指導では，発達障害の内容や程度に応じて行 わないと効果はあがりません．評価法とともに，代表的な発達障害を紹介した理由 です．

本書の使い方

　本書の対象は，おおむね理解年齢が1歳前後から8，9歳までとなっています． 理解年齢がそのレベルまで達したとしても，関わり（社会性）に問題がある場合は それ以降の年齢でも適用が可能です．実際に，小学校高学年や中学生になっても， 関わり面でクリアできない課題があったりします．クリアできない課題を知ること によって，子どもの不適応状態の原因や，そのメカニズムを知ることができたりも します．

　本書は，（公社）発達協会王子クリニックで働く職員を中心に作成されました．ク リニックでは，様々な発達障害のある子どもから大人まで，幅広い年齢の方々の利 用を受けています．独自の評価法や指導内容は，一千名を超えるご本人やご家族か らのご協力を得て完成することができました．臨床の場で試用し，併せて意見を聞 くことによって，評価法等の信頼性や妥当性，さらには使い勝手のよさが確かなも のになったと思います．改めてここに，心からの感謝を申し上げます．

動画で指導の実際を体験できる

　改訂第2版では，文章だけではなく，動画配信による指導場面を体験できるよ うになりました．第5章をご参照ください．

　本書が，ことばの遅れという難問に立ち向かうための，一つの道しるべになれば 幸いです．

2022年1月
全ての著者を代表して
（公社）発達協会常務理事　湯汲英史
早稲田大学教育・総合科学学術院
言語聴覚士／精神保健福祉士／社会福祉士／公認心理師

も く じ

第 1 章　ことばの働きとその発達　　　　1

第 2 章　主な発達障害とことばの特徴　　　　13

第 3 章　「理解」と「関わり」の評価　　　　47

第5章 ことばの広がりを意識した働きかけ　143

執筆者一覧

● 監修

石﨑　朝世　　(公社)発達協会王子クリニック院長，東京医科歯科大学小児科臨床教授，医学博士，小児科専門医，小児神経専門医，子どものこころ専門医

● 編集

湯汲　英史　　(公社)発達協会常務理事，早稲田大学教育・総合科学学術院，言語聴覚士／精神保健福祉士／社会福祉士／公認心理師

● 執筆者(五十音順)

飯田　祐美　　(公社)発達協会，言語聴覚士／公認心理師

石﨑　朝世　　(公社)発達協会王子クリニック院長，東京医科歯科大学小児科臨床教授，医学博士，小児科専門医，小児神経専門医，子どものこころ専門医

小倉　尚子　　(公社)発達協会，早稲田大学非常勤講師，言語聴覚士／精神保健福祉士／社会福祉士／公認心理師

鈴木さやか　　(公社)発達協会王子クリニック，言語聴覚士／公認心理師

曽根　貴子　　言語聴覚士

一松麻実子　　(公社)発達協会，上智大学・明治大学非常勤講師，言語聴覚士／精神保健福祉士／社会福祉士／公認心理師

藤野　泰彦　　(公社)発達協会，言語聴覚士／公認心理師

本間　慎治　　(公社)発達協会王子クリニック，言語聴覚士

山下　征己　　(公社)発達協会王子クリニック，言語聴覚士／公認心理師

湯汲　英史　　(公社)発達協会常務理事，早稲田大学教育・総合科学学術院，言語聴覚士／精神保健福祉士／社会福祉士／公認心理師

第1章

ことばの働きと
その発達

1 三つの役割と課題

子どもの発達にとり，重要なことばの役割として，以下の三つを上げることができる．なお，その役割とともに，発達障害のある子で起こりやすい問題や対応についても紹介する．

—— 湯汲 英史

1 コミュニケーションの手段と話題

コミュニケーションの手段とは，他者とのコミュニケーションの際に必要な道具である．実際の道具としては，話しことばの他に，ジェスチャーやサイン，文字などがある．

コミュニケーションをとる際には，基本的には共通の話題が必要である．共通の話題がなく，例えば二人で話しているとすれば，それは互いに独り言を話しているに過ぎない．

発達障害のある子どもの場合，この共通の話題が少ない場合が多い．話題が限られると，子どもは自分の興味のある話ばかりをしたりする．例えば子どもは電車やゲーム，キャラクターの話に終始し，大人の話には全く興味を示さない場合がある．

こういう子どもの場合には，大人の話しかけや質問に返事をするなど，初歩的なことから指導をはじめる必要がある．こうやって，人の話に耳を傾けるよう仕向けていくのである．

大人の話は面白くない，役に立たない，説教ばかりする，と話す子どもがいる．大人は「命令ばかり」と，内心では怒っている子もいる．こういう場合は，大人の方が子どもの話に耳を傾ける必要があろう．話題は，本人の興味の対象でもあるが，それが他の人達と大きく離れてしまうと，不適応につながってしまうことがある．子どもとのコミュニケーション場面では，共通の話題を作り出すような心構えが必要ともいえる．

なお，話題の内容と理解年齢の関係は深い．当り前だが，2歳の子どもに国際政治の話をし

てもわからない．発達障害のある子とのコミュニケーションでは，このようなミスマッチが起こりやすい．子どもにとって難しすぎる話題であれば，子どもはきっと興味を示さないだろう．

逆に，子どもの理解力を幼く見積もって話せば，子どもはバカにされていると感じ，コミュニケーションへの意欲を確実に減らすに違いない．大人は子ども目線に立って，理解力を踏まえながら話題を探っていく必要がある．

2 思考の道具と歪み

自分で考える時に使うのも，ことばである．ことばによって，時空を超えて過去や未来にさえ行くことができる．ただ，思考の中身は沈黙されればわからない．本人は何を考えているのかがわかりにくくなる．

「嫌い」と，「嫌いなことはしなくていい」にははっきりとした差異がある．「嫌い」は3歳くらいになると使うようになるが，"自分自身の感じ"といえる．"感じ"だから，何らかの影響を受けて変化することがある．

ところが「嫌いなことはしなくていい」は，"自分なりの考え方"である．このように自分なりの考え方が生まれてくるのは，6歳以降とされる．子どもが，自分なりの考えを言語化しはじめると，これを変えるのは極端に難しくなる．考えに至るまでの自分流のプロセスの中で，その理由も含め，論理的ではなくとも，ある種の「理屈」ができ上がっている可能性があるからだ．

それに対して大人が反論を試みても，頑として耳を貸そうとしなかったりする．子どもは，反論もせず沈黙したままで不服従を貫き通した

りする．これは確信的ともいえる．

　特に，友達がいない，少ない子どもは危険でもある．友達には，コミュニケーションをとり合う中で，相手の偏った考え方や意見のおかしさを指摘し，修正させる働きがある．友達がいないと，自分の考えの歪みを修正するチャンスがないことになる．友達がいない場合には，子どもが極端な考え方などを表現したら，大人はたしなめ，それ以上に誤った考えを深化させないような配慮が求められる．心理学では，このような歪んだ自己流の考えを「誤信念」ともいうが，これはことばが思考の道具に使われるからこそ，生じる信念ともいえる．

3　体の動きをコントロールする

　一般的には，1歳後半から「くっく」「ぼうし」などと言うようになる．子どもの意味するところは，「靴をはく」や，「帽子をかぶる」であろうが，大人がいないところでも言ったりする．つまりは他者への要求とはいえない．この頃には，「手はお膝」と言うと，「オヒザ」と自分で言いながら，手を置いたりする．子どもはことばを使いながら，自分の身体に向かって話しかけ，指示を出しているといえる．

　ことばは体をコントロールする時にも使われる．例えば，スポーツの際に「大きく手足を上げる」「力一杯に手を振る」と内心で話しながら，体をそのように動かしたりする．逆に言えば，そのようにことばで指示しないと，はじめの頃は上手に体を動かせないともいえる．

　多動の子は，ことばによる行動のコントロールが苦手とも考えられている．「手はお膝」と言われたすぐ後に立ち上がり，席を離れる姿にそのことがよく現れている．

　動きの制御が苦手な子の場合，ことばかけには配慮が必要である．「立ってはダメ」「走るのはよくない」「しゃべってうるさい」と，注意や叱責をしがちであるが，これらはあまり有効ではない．なぜならば，子ども自身が自分の動きを制御する時に使うことばではないからである．「座る」「歩く」「口を閉じる（奥歯を合わせる）」とことばかけをした方が有効であろう．

Column

育てたい社会的感情①
（湯汲　英史）

▶小学校低学年で始まる不登校
　発達障害を疑われ，受診する不登校の子がいる．明らかな発達障害はないものの学校に行けなくなり，テレビゲームやパソコンに浸ったりする．低年齢で始まる不登校では，早い段階で登校を促さないと，そのまま家に引きこもる恐れがある．
　今は，修学旅行や部活に参加する不登校の子がいる．好きな授業は出る子もいる．「パーシャル不登校」と呼んでいるが，こういう子は自分の好き嫌いをはっきりいうのが特徴といえる．

▶二つの感情
　喜怒哀楽は1歳台から分化するとされる．3歳前後になると，子どもは「好き，きらい」と言う．これらの喜怒哀楽や「好き，きらい」という気持ちは「個人的感情」とされている．

　感情には個人的感情とは別に「恥，罪，誇り，尊敬，自尊心」といった「社会的感情」と呼ばれるものがある．この社会的感情は2歳前後から芽生えはじめ，6歳前後では「恥ずかしい」という気持が強まってくる．
　2歳前後の子どもは，何かができた時に，大人に向かって実に誇らしげな表情を見せたりする．2歳後半ともなれば，なぐり書きであっても「見て，見て」と大人にせがむようにもなる．ほめてもらいたい，認めてもらいたいという気持ちが，はっきりと伝わってくる．このような気持ちを社会的承認欲求という．この欲求のお蔭で，子どものがんばる気持ち，我慢する力なども含め，社会性が飛躍的に伸びるといえる．

2 ことばの発達とポイント

ことばの成長でみられる重要なポイントと，つまずきがある子への対応法を，一部紹介する.

—— 湯汲 英史

1 「発見」と伝えたい気持ちの弱さ

ことばを聞くだけだった子どもが，ある時から自分から指さしをし，力強く「あっあっ」と声を出すようになる．子どもの表情や声には，「発見の喜び」が込められているようでもある．例えば犬を見て，「あっあっ」と声をあげる子どもには，犬は他の物から浮かび上がり，心を占有するほどに大きく見えているのかもしれない.

ことばの発達の遅れは，何かに注目することの弱さと，発見したことを音やことばで表現する気持ちの薄さが影響しているのかもしれない．そうであれば，子どもの発見しにくさを，大人が「あ！ ワンワンいた」というように，代わって表現することも大切であろう．また，テーマをみつけにくいという弱さを前提にし，話しかける時には，「○○の話をします」というように，テーマを明確にするなどの工夫が必要である.

2 象徴機能

ことばは，いうまでもないが実物そのものではない．何かを象徴しているものである．ことばを理解するには，象徴するということへの理解力が必要である．絵や写真も実物ではない．ただ，ことばや文字よりも実際のものに近いといえる．ことばは十分にはわからない子でも，実物に似せた絵だと理解が可能な場合がある．子どもによっては，絵ばかりでなく，見慣れると写真で何かがわかることがある.

ことばはよくわからなくても，単語を聞いてそれが何かをわかる子もいる．ことばの理解そのものは，「手を洗う」と言われて，場面を手がかりにわかる段階にあるのか，単語の数はなかなか増えなかったりする．ただ，生活する上では，音や合図に近くても，ことばを手がかりに理解することはできるので，少しでもわかる語数を広げたい.

3 コミュニケーションへの意欲

ことばは他者とのコミュニケーションの道具でもある．他者への意識が薄ければ，コミュニケーションへの意欲や，ことばで伝えようという気持ちはなかなか高まらないであろう.

ことばの力を伸ばすためには，コミュニケーションをなるべくとるよう大人は心がけるべきであろう．その際には，子どもが大人の話をちゃんと聞いているかも確認したい．例えば，用を頼むなどで子どもがちゃんと聞いているか，理解しているかはわかるであろう.

4 もっとたくさん伝えたい

子どもは，コミュニケーションへの意欲を強め，併せて自分への関心を高めるために，大人によく話しかけるようになる．ところがつまずきがある子は，話せるのに単語でしか答えなかったりする．そういう場合は，答え方を教えた後に，単語ではなく二語文，三語文というように，より丁寧な答えを求めるようにしたい．相手にわかるように答えなくてはいけないことも学ばせていきたい.

「もっと教えて」という場合には，詰問調ではもちろんダメである．答えを言うまでに時間

のかかる子がいる．こういう場合は，じっくりと待つ必要がある．安心できる雰囲気で，答えに自信を持ってくれば，会話も少しずつスムーズになっていくであろう．

5　自分と他者の分離

　知的障害（知的能力障害）があると，能動と受動が混乱し，例えば子どもから「いじめた」と言われた時に，誰が誰をいじめたのかがよくわからなかったりする．またそれは，ずーっと過去のことである可能性もあり，また本人とは関係のないテレビの劇中の出来事かもしれない．

　能動と受動は，「あげる」「もらう」の理解と密接に関係しているであろう．例えば，お母さんからお菓子をもらった場合，「自分＝もらう」「母親＝あげる」となって，一つの行為に対し違うことばが使われる．家を出る時には，大人は「行ってきます」と言い，家にいる子どもは「行ってらっしゃい」と送る．立場によって違うことばを使う．

　「あげる－もらう」「行ってきます－行ってらっしゃい」などは，2歳半ば頃にわかり出すとされる．自他の分離は，この頃に起こるという考え方もある．

　自他の分離が起こらないと，「能動－受動」の関係が理解できにくいだけではない．自分と他者が分かれないと，「自分と皆は同じ考え」と思う可能性がある．そうすると，自分とは異なる考えを言う相手は，本当は同じ考えなのに「いじわる」で違うことを言っていると思ってしまう．実際にそう受け止めて，被害的になってしまう発達障害のある子がいる．

　自他の区別ができるように，日常的に，適切なことば遣いを教え，もしも間違っていれば，時には修正も必要であろう．

6　自己アピールと自己認知

　自分と他者が分かれることで，子どもは自分という意識を強めはじめる．そのことは，自分の好きな物などを表現しはじめることでわかる．さらには，好きな物が欲しいと，それを手

に入れるまで泣いて要求し続けたりもする．

　好きな物を表現することで，自分のことをまわりにアピールしているともいえる．ただ要求も行き過ぎれば，それを修正する必要があろう．子どもの要求を受け入れ過ぎれば，当然のことだが，我慢ができなくなる．子どもの好きだという気持ちを尊重しながら，どこまで要求を受け入れるかバランスをとっていかなければならない．

7　振り返りと自己修正

　一般的には4歳を過ぎると，過去のことを思い出せるようになるとされる．振り返ることによって，子どもは自分の言動を反省し，修正するきっかけにもなる．

　何度言ってもわからないという子がいる．注意欠如多動症（ADHD）の子では，それが極端な場合がある．こういう子どもだが，小学生になっても振り返りができなかったり，面倒くさがったりする．子どもの視点は前方向的であり，大人は後方向的であるとされる．後方向も行き過ぎると，後悔と反省ばかりになり，精神的に害されることもある．そういう意味では，子どもは前向き志向であり，だからこそ楽しみが多い反面，振り返りが苦手ともいえよう．ただ，修正できないほどに振り返れないのは問題である．これでは，何か悪いことをした後に，いくら注意しても馬耳東風になりかねない．今日あったことを，夜には必ず一つか二つ思い出させるなどの指導が必要であろう．

8　他者との競い合いと姿勢

　4，5歳になると，他者との競争意識が高まる．このことで，競争のルールや，それを守る姿勢も向上する．ところが中には，競争意識ばかりが強まって，「一番病」とでもいうべき状態になることがある．

　ルールを守ることや，仲間を応援する，負けた子を慰めるなど，勝敗や順位ばかりではなく，仲間と楽しむ，仲間をいたわるなどの気持ちも育みたい．

9 話し合いと「提案」型表現

子どもが大人に、「命令しないで」と言い出す時期がある。5，6歳の頃である。子どもは一方的な指示ではなく、「納得できる理由」を求めるようになる。例えば、「傘を持って行きなさい」ではなく、「天気予報では雨でした。だから傘を持って行った方がいい」というように、指示ではなく提案型でないと受け入れられなくなるともいえる。

併せて、子どもにも他の子に指示、命令するのではなく、提案の表現をするよう教えなくてはいけない。

10 一般的知識や道徳と非難

6歳前後から、一般的知識や道徳で物事を判断するようになる。ただ、自分のことは棚に上げ、他の人を非難することもある。その点は要注意である。

Column

育てたい社会的感情②

（湯汲　英史）

▶**未熟な社会的感情**

学校は嫌い、だから行かないと思う子は、他の子と違い「学校に行かないのは恥ずかしい」と思っていないようだ。「嫌だから行かない」という考えは、個人的感情の世界にとどまっているともいえる。パーシャル不登校の子も同じと思える。子どもは、自分の好き嫌いで行動を決めている。だから、嫌いな授業は受けなくても平気なのだろう。

不適応の背景には、養育状態や家庭環境など様々な要因が影響する。だから安易に、原因と状態を結びつけるのは危険でもある。ただ臨床の場で話していると、「とても幼い」と感じる子が多い。その幼さは、判断力が年齢よりも未熟という場合がある。いわゆる「年相応の分別」ができない。さらにいえば、子どもの内側に「社会的感情が育ちきれていな

い」ことが、年相応の分別を未熟なままにとどめていることと関係していると思われる。

▶**育てたい社会的感情**

この社会的感情だが、まわりから認められることが必要なのは確かだ。さらには実際に、自分で「がんばってできるようになった」という体験こそが、誇りや自信の源にもなるであろう。それが、まわりの人たちと関わろうとする意欲につながる。

併せて大人は、「泣かないで言いなさい」など、気持ちをコントロールすることを教えなくてはいけない。このことを通して、泣いたり騒いだりして感情をコントロールできないのは、「赤ちゃんみたいで恥ずかしい」という意識が生まれてくる。人や社会と関わる時に必要な社会的感情。是非とも子どもに意識させ、育てていきたいものである。

3 発達障害とコミュニケーションの際の配慮点

発達障害のある子どもとのコミュニケーションをとる際に必要な配慮点を「理解できる話し方にする」「答えの傾向を知る」の二点に分け，わかりやすく解説する．

—— 湯汲 英史

発達障害のある子どもとコミュニケーションをとる際には，特別な配慮が必要である．配慮が必要な理由は，障害のためとばかりはいえない．教わる機会が少なくて，学んでいない場合もある．配慮しながら，その一方で教えていく心構えを持つべきといえる．

なお，以下に述べる配慮点は，知的障害のある30名余の方々との面接記録をベースに，要点をまとめたものである．その後も，知的障害の有無に関わらず，多数の子どもや青年に適用し，コミュニケーションをとってきた．その結果，様々な発達障害についても，同じような配慮が必要であることがわかってきた．

1 理解できる話し方にする

子どもとコミュニケーションをとる際に，配慮すべき諸点がある．

① 理解できる単語を選ぶ

いうまでもないが，子どもが理解できないことばで話しても，子どもは答えられない．例えば，「好きな食べ物は何ですか？」というような，ごく自然な質問でも，子どもによってはチンプンカンプンな質問となる．

「好き」ということばがわかり，答えられるようになるのは，一般的には3歳前後からである．子どもはそれまでは，自分の内面への気付きが弱いのかもしれない．しかし大人は，1歳の子どもに向かって「○○は好き？」とか，「○○は好きだよね」と話しかける．無駄なようではあるが，子ども自身に自分の内面や自分自身の存在に気付かせるための，一つの方策なのかもしれない．

「好き」も難しいが，「食べ物」も理解しにくい子どもがいる．カレーやハンバーグ，ラーメンは実際に存在する．ところが「食べ物」は実在しない．カレーやハンバーグなど，食べられる物を包含する分類語（抽象語）である．「好きな食べ物は何ですか？」の質問では，膨大な数の食べ物から好きな食べ物を選択，抽出する能力が必要となる．この抽象語がわかりにくい子がいる．抽象語が理解できないことは，例えば「お外で運動します」といった呼びかけにも影響する．子どもによっては，体験から「運動＝かけっこ」という意味で捉える場合がある．もしも先生が，外に出た後に，「鉄棒をします」と指示すれば，子どもの思いとは違うことになる．このことが時にはパニックにつながることがある．こういった抽象語には，乗り物，あそび，音楽などがある．大人は無意識に抽象語を使う傾向があるが，このことが子どもとのコミュニケーションを阻害していることに気付くべきといえる．

② 擬音，擬態語を使ってたずねる

子どもに，書き方を教える際に，「最後までしっかりと線を引く」というよりも，「ピッと書いて，ピタッだよ（止めるよ）」の方がわかりやすい．鉄棒を指導する際にも，「両手に力をこめて」よりも，「ギュだよ」の方がよく伝わる．このような，「ピッ」や「ピタッ」「ギュ」といったことばとともに，「わんわん」や「にゃーにゃ」などは，擬態語，擬音語であり，「オノマトペ」ともいわれている．

このようなオノマトペは，子どもにとって印象深く，また記憶にも残りやすいとされる．抽

象語は，3歳前後からわかり始めるが，その前に子どもはたくさんのオノマトペを使う．「わんわん，にゃーにゃ，がおー」は動物に使われる．「ぶーぶー，ごとんごとん」は乗り物系の擬音である．「ちゅるちゅる，ごっくん」は食べ物系で使われる．このような感じを，クオリア（質感）ともいうが，子どもは擬音語を使うことで，質的な違いに気付いていくのかもしれない．

宮沢賢治は，「トントントン」など，擬音を三つ重ねることで独特の世界を生み出したとされる．ある賞をとった川柳に，「コンコンコントントントントントン　ドンドンドン！」がある．（TOTO 第4回「トイレ川柳」最優秀賞）．トイレと聞くと，一挙にイメージが湧いてくる．

この他にも，「カンカンとガンガン」「シトシトとジトジト」の違いは，日常的に日本語を使う人には共通にわかるであろう．日本語は，オノマトペに対し，独特の感受性を持っているといえる．

子どもと関わる際にも，擬音語や擬態語は有効である．説明的でなく，インパクトのあることばだからこそよく伝わっていくのだろう．

③ ことばの数に配慮する

1)「ダメ」
2)「投げてはダメ」
3)「投げては他の子にあたるからダメ」
4)「投げると，他の子にあたりケガをしたりするからダメ」
5)「投げると，ほかの子にあたりケガをしたり，物が壊れるからダメ」

と，例えば子どもが物を投げた時に言う．子どもの理解力に合わせ，単語から多語文というように文章の中身は変化するだろう．

ことばの数だが，子どもが記憶できる量には発達的に違いがある．例えば，単語は1歳，二語文は2歳，三語文は3歳という具合である．1歳の子に使う文は，上記1)2)あたりまでであり，それ以上の文は通じない．

丁寧に説明するとばかりに，理由も含め，子どもに話す時についつい長い文になりがちである．しかし，子どもによって，記憶し理解でき

ることばの数には限界があり，通じないことがある．なお，一度に覚えられる単語の数は，一般的には 7 ± 2 語とされる．子どもが何語を覚えられるか，測りながら話しかける必要がある．

④ 理解できる疑問詞を知る

子どもに話しかける時には，質問する内容が多いであろう．その時に使う疑問詞の理解だが，発達的には年齢によって差異がある．

例えば，「何ですか？」「誰ですか？」は1歳後半から質問の意味がわかり，答えられるようになる．2歳になれば，子ども自身が「どこ？」とも聞いてくる．

「どうやるの？」と方法をたずねるのは3歳前後から始まってくる．その頃には「いつ？」という質問もしはじめる．過去の総体としての「昨日」や，未来の全てとしての「明日」が理解されてくる．

早い子では3歳の手前から，「どうして（なぜ）？」と質問をするようになる．時にしつこいと感じるほどの大人への質問期だが，子どもの好奇心の濃淡にも影響されるが，幼児期全般でみられる．なお，ことばの発達につまずきがある子どもの場合，「どうして」という質問をほとんどしないことがある．このために，相手にわかるような説明を学ばず，できないままになってしまう．子どもが何かを食べたい，あるいは欲しいという場合，「どうして？」と聞き，理由を言えるようにしたい．理由が言えない場合には，二者択一などで，ヒントを与え選ばせるようにする．こうすればわかることもあるだろう．

⑤ 直接話法で伝える

自分の要求は，相手に対して婉曲に，間接的に表現することが多い．例えば，暑い夏に来客があったとする．その人が「暑いですね」と言えば，「飲み物はいかがですか？」と応えたりする．意味上での会話は成立してないが，「飲み物はいかがですか」は相手の真意を汲み取る内容ともいえる．このようなことばの使い方を「語用論」という．語用論的なことばの使い方によって，直接的な要求ではなく柔らかく，ま

た摩擦を避けるようなコミュニケーションが可能となる.

語用論が成立するためには，相手の気持ちを察する力が必要である．ところが，この力が不足している子どもがいる．こういう子どもには，「やった方がいいよ」と漠然と促すのではなく，「○○をしなさい」と直接，指示した方が伝わりやすい．あいまいで漠然とした，気づきを引き出すようなヒント的な話し方ではわかりにくいといえる．こういう子どもには，直接的な話し方をしないと，その内容が理解されない．話す際には，不躾といった気後れが生じるかもしれないが，直接的な言い方をした方がよい.

⑥ 連想しやすくする

「そういうことをしたら迷惑だよ」と話しかけても，「迷惑」の意味がわからなければ通じない．わかっていない場合には，「大きな音を出さない」「人にぶつかってはいけない」など，具体的に行為を示し，迷惑とは何かを伝える必要がある.

例えば，物をテーブルから落として遊ぶ子がいる．スプーンを落としたら「スプーンを落としたらダメ」，皿を落としたら「皿を落としたらダメ」と，その都度教えなくてはいけない．この時に，どうして何度も言わないとわからないのかと，無力感を持ちながら思うことがあろう．子どもが繰り返す行為だが，これは「物は何であれ落としたらダメ」という，「抽象化」が進まない結果ともいえる．大人は抽象化が進み，だから無駄な失敗もしないですむ．注意されても物を繰り返し落とす子どもは，大人のような抽象化ができない，未熟な段階といえる．しかし，繰り返し注意されることで，抽象化する能力は高まるに違いない．そうなれば，「何であれ物は落とさない」ばかりではなく，「誰に対しても乱暴はいけない」など，他のことでも抽象化が進むであろう.

⑦ 記憶を助ける

一度に覚えられることばの数には，一定の限界があることは前述した．文章の理解を促すために，例えば文章を短くしたり，繰り返し話すなどの配慮が必要である．また，子どもに質問を復唱させることで，しっかりと記憶させるとともに，理解を促すことにもつながろう.

⑧ 選択形式にする

例えば「バングラデシュの首都はどこですか？」よりも，「バングラデシュの首都は以下の三つのうちのどれでしょうか？」の方が正答率は高まる．前者のような質問を記憶の「再生」問題といい，後者を「再認」問題という．再生には手がかりはないが，再認には選択肢というヒントがあり，過去に知識として記憶したことは思い出しやすい.

子どもに質問する場合も，再生が難しい場合は，択一方式で答えさせた方がいい．そうすれば，一挙に返答率が上がるに違いない．答えられることが，子どものコミュニケーションへの意欲も高めていく.

⑨ 補助的手段を使う

思い出したり，連想ができにくい子には，絵や写真は有効である．実際に，大人でも旅行先を決める時には写真のあるパンフレットを参考にしたりする．このことは子どもも同じである．ことばだけでなく，絵や写真を使った方が理解を促し，判断材料にもなる.

最近では，ビジネスの世界で「見える化」の重要性が喧伝されている．ことばだけでは伝わらないことがわかり，情報の視覚化について，その重要性が認識され出したといえよう.

2 答えの傾向を知る

発達障害のある子では，コミュニケーションをとる際に，子どもの答えの理解についても配慮が必要となる.

以下，要点を述べる.

① 「はい」と答えやすい

何に対しても「はい」と答える子がいる．そういう子では，性格が素直だからではなく，よく考えないで答えていることがある．その証拠に，「はい」と答えたからといって，指示に従わなかったりする．時には，相手に過剰に判断

を依存している場合もある.

「はい」と答えたからといって，本心がそうだとは限らない．本心かどうかは，子どもの行動を見て確認すべきであろう．そのことを認識しておく必要がある.

② すぐに「わからない」と言う

質問された時に，すぐに「わからない」と答える子がいる．最近では，「ビミョウ」「フツウ」という返事も聞かれるようになった．このような反応だが，答えるのが「めんどうくさい」と思っている場合もあるが，質問の意味がよくわからない場合が多い．子どもは，「わからないことがわからない」のか，「わかりません」とはなかなかいわない．子どもが「わからない」と答えた場合には，択一式にするなど，聞き方に工夫を加える必要がある.

なお，「ビミョウ」「フツウ」という時には，答えの内容によって大人から叱られるなど，子どもが警戒心を持っていることがある．答えても叱らないと話すなど，子どもが安心できるような雰囲気作りが必要となる.

③ 文章のどこに反応しているのか

「あなたは，今何か欲しいものはありますか」と質問したとする．「自分の名前を言う」場合は，体験から「あなた」に答えている可能性がある．同様に，「今ない」の答えは「今」に，「欲しくない」は「欲しい」に，「ない」は「ある」に反応しているとも考えられる．つまりは，文章全体の意味を理解し，それに答えるのではなく，単語に反応している場合があるということだ．答えを返してくる子どもは，概してコミュニケーションへの意欲はある．だからこそ，その深意を汲み取り，答え方を教えるなどしたい.

④ あいまいな時間軸

発達障害のある子では，時間や金銭の理解が難しい場合がある．時間や貨幣は，時代や地域によって違いがある．地域によっては，時間は太陽暦でなく太陰暦を用いている．お金も，円やドル，ユーロ，元などその呼び名や単位が，国や地域によって違う．つまりは，時間や貨幣は，決して絶対的なものではないといえる．時間やお金は，人がたくさんの人たちと一緒に生きるのに便利なように，生み出したものと言える．こういった社会の約束事がわかりにくい子どもがいる.

時間軸もその一つである．時間軸があいまいな場合があり，カレンダーなどを使って教え，また確認することが必要な場合もある．ちなみに大人のような時間感覚，時間概念ができてくるのは，一般的には10歳以降とされる.

⑤ 過去の経験に影響されやすい

「何か欲しいものはありますか？」の質問に，「プラレール」と答えた子どもがいた．親に聞くと，プラレールは持っていると言う.

「旅行に行きたいところはどこですか？」の質問に，「○○」と答えたとしよう．その場所は過去に行ったことがある地だったりする．もちろん，その地には楽しかった思い出があり，再訪したい気持ちからの答えからかもしれない．ただ多くの場合は，体験し知っている場所をただ答えていると思われる．これらのように，答えの内容は，過去体験に依拠されがちである.

子どもの本意に迫るには，絵や写真を使い選択肢を設けて質問するなど，工夫や配慮が必要である.

⑥ 「正しい」答えをしがち

「嫌いな食べ物はありますか？」という質問に，「嫌いはダメです」や「嫌いはないです」など，一般的に正しい答えが返ってくることがある．「嫌いはダメ」と言いながら，本人には偏食があったりする．質問の意味ではなく，知識の内容を答えてしまうといえる．また，こういう答え方をすれば無難との経験知が働くのかもしれない．大人はこのことを認識しておき，子どもの答えを鵜呑みにしないようにすべきである.

⑦ 「判断」が変わりやすい

相手や場所によって，あるいは時間が経つと，子どもの判断が変わることがある．コロコロと変わる判断に，大人は振りまわされることさえある.

大人には，自我の統一性を保持したいという心の働きが存在する．自分の判断は，時間を経ても変わらないようにするのは，この統一性を保とうとする働きに拠っているであろう．しかし，子どもはそうではなく，判断が変化する．特に発達障害のある子ではそのことが，顕著な場合がある．時間を置いて，判断を確認しておく必要がある．

なおこれらの配慮点だが，外国人に日本語を教えている教師達から，一部を除き「同様のことがいえる」との感想を聞いたことがある．私達は，外国人とのコミュニケーション場面では，先に述べたようなことを自然に配慮するのであろう．しかし，発達障害のある子どもの場合は，そういった配慮を忘れてしまうのかもしれない．だからこそ，子どもとコミュニケーションをとる際には，いつも意識化しておく必要があるのだろう．

Column

お金を使う

（小倉 尚子）

▶お金を使える大切さ

ある青年とレストランで食事をした時のこと．中度の知的障害を持つその青年は「ぼくがします（払いますの意）」と言っておごってくれた．支払いの様子を少しハラハラしながら見ていると，自然なしぐさで2千円を出し，おつりを受け取っていた．その次に会ったときは，自動販売機で120円を入れてジュースを買い，アイスクリームショップでは500円玉を出して買っていた．これらの姿を見ると，お金を正確に理解できているように思える．しかし実際には違っていた．その青年は，数を10までしか理解できていなかったのである．数を正確に理解していたのではなく，「自動販売機でジュースを買うときは，100円玉を1個と10円玉を2個」「レストランでは，一人につき千円札1枚」と覚えていたのだった．さらに驚いたのは，同じアイスクリームでも「コンビニで買う物は100円玉，アイスクリームショップなど高級そうな物は500円」と区別をしていたこと．物の正確な値段はわからなくても，経験から「こっちの方が高そう」などと判断していたのである．数の概念が理解できていないので，もちろん周囲の手助けは必要であるが，日常生活上はかなりお金を使いこなしているといえるのではないだろうか？

▶物の値段を知らない子

一方，計算は得意でも，お金を使った経験が乏しく，物の値段をほとんど知らない子もいる．「牛乳1本いくらだと思う？」と問われて「千円ぐらいかな…」などと言ったりする．そう答えた子は，日用品や食品の値段は知らなかったが，自分の興味のあるゲームソフトの値段は知っていた．通常，ゲームソフトは数千円するので，牛乳も千円くらいだと予想したのだろう．

余談だが，最近の子はゲーム機やゲームソフト，おもちゃなど，高価な物を買いなれているように思う．大人には価値があるようにみえないカードなどが，とても高価だったりする．高価な物なのに，たくさん持っている子が多い．新しい商品が発売されるとすぐに欲しがり，古いものはなくしてしまっても無頓着だったりする．幼いうちから高価な物を買いなれ，日用品や食品を買ったことがない生活をしている子は，金銭感覚がどう作られていくのだろう？　発達障害の有無に関わらず，心配である．

▶実体験の大切さ

この青年，「将来，親が一緒でなくても買い物や外食を楽しめる人に育って欲しい」という親御さんの願いのもと，小学生のころからお金を使う経験を積んできたそうである．数の学習やお金の学習を机上で行うことも必要だが，やはり実体験の中で学ぶことは大きな力となる．子どもの年齢や理解の度合いに合わせつつ，お店での買い物などに挑戦していってほしい．字の書ける子にはお小遣い帳をつけさせて，物の値段を覚えさせたり，管理の仕方を教えたりしていこう．また，収支が合わないときは注意し，無駄遣いしたときは「無駄遣いしてお金がないからしばらく買えないね」という経験をさせて，お金の大切さを実感させていくことが重要である．

第2章

主な発達障害と
ことばの特徴

1 知的障害（知的能力障害）の医学とことばの特徴

話すことばの理解，形の認識や状況の理解などの知的能力が全般的に低く，支援が必要な状態．境界領域の能力の人への理解も必要．

—— 知的障害（知的能力障害）の医学…石﨑 朝世
—— 知的障害（知的能力障害）のことばの特徴…一松 麻実子

● 知的障害（知的能力障害）の医学

1 知的障害（知的能力障害＝知的発達症／知的発達障害）とは

DSM-5によれば，「発達期に発症し，概念的，社会的，および実用的な領域における知的能力と適応機能両面の欠陥を含む障害」とされ，「継続的な支援がなければ，家庭，学校，職場，及び地域社会といった多岐にわたる環境において，コミュニケーション，社会参加，及び自立した生活といった複数の日常生活で適応ができない」とされている．今までは標準化された知能検査によっておおよそ規定されていたが，DSM-5では，知能検査は参考にはなるが，知能検査で示されたIQだけで診断できるものではないとされた．知的障害の程度は，軽度，中度，重度，最重度に分類され，参考文献に詳しい記載がある．参考となる知能検査で示されるIQ50〜55＜およそ70は軽度，IQ35〜40＜50〜55は中度，IQ20〜25＜35〜40は重度，IQ＜20〜25は最重度とされる．また，IQ70以上は知的障害とはいえないがIQ70＜85は境界領域知能とされ，環境を選べば，自立して社会生活ができると考えられるが，状況によっては理解と支援が必要なレベルである．

2 疫 学

頻度は1％といわれる．理論的にはIQ70以下の人は2％になるが，軽度知的障害と思われる知的能力の人の中には，仕事を得て安定し，適応上の問題が目立たなくなり，知的障害の定義を満たさなくなるものがあるので，疫学調査では，1％になったと考えられる．知的障害を有する人のうち，軽度が85％程度，中度が10％程度，重度が3〜4％，最重度は1〜2％である．また，境界領域知能の人は理論的には13％になる．

3 原因と病態

知的障害の原因は，出生前要因，周生期（出生前後ほぼ一週間）要因，出生後要因があるが，多くは出生前要因といわれる．ただ，病因が明らかにされることは多くない．複数遺伝子の関与が多いといわれている．さらに具体的に挙げると，出生前要因には，多くを占める染色体異常その他の遺伝要因，少ないが，胎内感染症，胎児性アルコール症候群などがある．周生期要因には，胎児および新生児仮死，髄膜炎などの新生児期感染症，新生児期脳出血，核黄疸などがある．出生後要因には，事故などによる脳損傷，脳症・脳炎，脳出血，また，環境要因による知的能力の未発達もありうる．

4 症状および経過

はじめに述べたように，話す力やことばの理解，形を認識する力や状況を理解する力などの知的な能力が，それぞれの能力に差はあるにしても，年齢に比して全般的に低いということが症状といえる．成長した姿のおおよその目安を示すが，軽度知的障害は，一般に，就学の頃より他児との差が目立ってきて診断されることが多い．仕事場を含む，複雑な判断を要しない，日常的な生活の場では，他の人の力をほとんど

借りずに自立が可能といった状況が期待できる．中度知的障害は，一般に，家庭生活など，単純な作業や習慣が必要とされる範囲では自立が可能と思われる．重度知的障害では，見守りや多くの援助があれば，家庭生活や単純な作業が可能となる．最重度知的障害では，日常生活のほとんどに援助や介助が必要であり，遊びなどへの興味は感覚的なことにとどまることが多い．ただ，以上はおおよその目安であって，成長した姿は，併存障害や合併症の有無，養育環境によるところが大きい．

また，境界領域知能の人は自立可能ではあるが，多くの子ども達が，学習についていけない，あるいは，生活面でも他児よりも劣ってしまうことが多く，自信を失ったり劣等感を抱きすぎたりして，適応障害を起こしていく可能性があるので注意が必要である．

5　併存障害と合併症

主な併存障害として自閉スペクトラム症がある．その他，注意欠如多動症(ADHD)，脳性麻痺，発達性協調運動症などの運動障害がある．知的障害のないものより，構音障害を持つものも多い．てんかんの合併も少なくなく，てんかん発作の増強で，知的障害が重度化することもありうる．うつ病などの気分障害，統合失調症あるいは統合失調症様症状を呈してくることもある．適応障害から二次的に神経症症状を示したり，適応障害を誘引として，気分障害，統合失調症（多くは統合失調症様症状）といった精神障害を発症してきたりすることも少なくない．身体的な合併症にも注意を払うことが必要である．うまく症状を伝えられないことから，重症化したり，また，適応障害からくるストレスから，アトピーや喘息などのアレルギー疾患，下痢や便秘などの消化器疾患などが悪化したりすることも多い．

6　医学的な治療—薬物治療を中心に—

知的障害そのものを医学的な治療で改善させることはできない．ただし，原因によっては水頭症など脳外科的疾患，一部のてんかん，一部の代謝異常症など，まれではあるが，治療により知的障害そのものの改善が望めるものもある．

知的障害の治療的な関わりの多くは，精神症状や身体疾患など，様々な合併症に関することに対してである．

▶文献
・日本精神神経学会（監修），高橋三郎，大野　裕（監訳）：DSM-5 精神疾患の診断・統計マニュアル．医学書院，2014：31-85.
・栗田　広：精神遅滞の医学的諸問題．栗田　広（編），精神遅滞の精神医学．精神医学レビューNo. 23．ライフサイエンス，1997：1-15.
・石﨑朝世：個性的な発達をする子どもたち．発達障害の理解，子どもの脳で何が起こっているか［基礎編］．科学 2001；71：729-732.

● 知的障害のことばの特徴

「知的障害」と一口にいっても，その障害の程度は様々である．そして，知的機能とことばの力には比例的な関係があるといってよいだろう．つまり，知的障害が重ければことばもかなりゆっくりとした発達をたどるし，知的障害が軽いとよくしゃべる大人に育っていく人もいる．そして，その知的障害の重さ軽さに加えて考慮しなければならない点として，その人の年齢の要素がある．知的障害は，同じ生活年齢のグループとの比較の中での障害である．何歳の時点でどれくらいの知的障害があるのか（例えば，同じ6歳であっても，軽い知的障害なのか重い知的障害なのか）でことばの状態は大きく異なる．重い障害であっても，3歳の子の重い知的障害と，9歳の子の重い知的障害では，またことばの状態は異なるのである．

さらに，ことばには理解と表現の二つの側面があり，これらを分けて考えることが必要になる．表現といってもその方法にはおしゃべりとしてのことばだけでなく，文字によることば，あるいは身ぶり，手ぶり，うなずきといったジェスチャーも表現の手段として，ことばの一つと考えてもよいだろう．

ここでは，知的障害の重い子どもから軽い子

どもまでに共通する理解の特徴や，表現の特徴
について述べる．

1 理解の特徴

① 同じ文脈の繰り返しの中で育つ

ことばは，改めていうまでもなく，耳から入ってくる情報である．単なる音とことばの区別をどのようにしているのか，脳のプロセスはまだわかってはいないが，少なくとも生後間もない赤ちゃんでさえ，単なる音とことばとを聞き分けているという実験結果がある．同じくらいの大きさの音とことばがあった時，明らかにことばに対しての反応があるという．このことは，人は生まれながらにして人に対する親和性があるとか，感受性が高いなどといういわれ方もする．そして，ことばが聞こえるという環境におかれた赤ちゃんでは，「ことば」が一まとまりのものとして認識され，さらに一定の意味を持って受け止められるようになっていくのである．音の連なりである「ことば」を意味あるものとして理解する力の育ちであるが，これは，障害のあるなしに関わらず，何よりも同じ文脈の繰り返しの中で育つといわれている．同じような毎日を繰り返し，そして，その中で同じように声をかけられることが積み重なって，ことばの理解力を育てていくのである．知的障害の程度に関係なく，とにかく一定の生活リズムを持った暮らしをし，その中で同じように声をかけていくことが理解を育てるのである．

② 見本を示したり，動作を入れて示すと理解しやすい

同じことの繰り返しの中で，ことばをかけていく，その時に，大人はことばだけでなく見本として動作を入れながら示したりすると，子どもにとってよりわかりやすいものとなる．

「ご飯食べよう，いただきます，ね．手をパチン，いただきます」（と頭を下げてみせる）などや「お着替えするよ」と言ってから「シャツだよ，ズボンだよ，靴下，はくよ」と言いながらそのものを見せたり動作を加えて伝えることも子どもの理解力を育てていく．

③ 簡潔なことばかけと，感情，表情も一致させて伝える

遊びの中において，何かができた時，変化が起きた時などは，「でたー」「みつけたー」「やったー」「できたぁ」といった簡潔なことばのほうがわかりやすい．また，やって欲しくないことをしてしまった時，あるいはしそうな時に「ダメよ」「いけません」と言う時も，毎回同じことばを用いたほうが理解しやすい．

そして，良いことにせよ，悪いことにせよ，ことばと感情や表情とを一致させて伝えることがよりわかりやすい働きかけとなる．ことばは，声の大きさや調子，表情，しぐさなどからも伝わるものが大きいといわれている．心からの楽しさや喜びや感動を，またいけないことに対しては，やめなければいけないよという真剣な思いを込めて，ことばを使うことが大切なのである．そのためには，大人も一緒になって遊び，楽しみながら，その気持ちをことばに表していくことが必要になる．ニコニコしたまま，「だめよー」と言われると，かえってわかりにくいものである．その微妙なニュアンスの違いがわかるようになるには，一定の理解力の育ちが必要である．

④ さわれるもの，見えるものから，少しずつ抽象的な理解へ

ことばだけに限ったことではないが，子どもたちは，経験を通じて様々なことを学んでいく．自分が動いたり働きかけたりした結果から何かを感じ取り学習が進む．それがまさに「身につく」過程である．ことばについていえば，自分が経験したことを周りの大人がことばにする（例えば，犬を見たら「ワンワンだー」，電車のおもちゃで遊びながら「電車ゴトンゴトン」，公園からの帰り道で「ブランコしたね」などあるいは「お風呂　入ろう」「保育園　行こう」などこれからしようとすることを話すことで，それらを自分のやった行為と結び付けて表現の仕方を学んでいく．

自分の目の前にあることが見えていることや，見たもの，さわれるものは，最も覚えやす

い．逆に，さわれないものを教えることは少し難しい．さわれないものというのは，ことばで言えば，乗り物，動物，果物，野菜などといった抽象概念のことばである．この抽象概念は，いわば「机」という頭の中に作られた「引き出し」のようなものである．各引き出しには，引き出しの見出しに合ったことばが収納されていく．でも，その引き出しは，頭の中でいつも固定されているわけではない．例えば，野菜という引き出しにあった「きゅうり」が，次の瞬間には，緑色のものの引き出しや，サラダに入れるものの引き出しや，夏においしいものの引き出しなどに，柔軟に入れ替わったりしていく．ここのところが，知的障害のある子ども達にとってのことばの理解の困難さでもある．

　同じように難しいものとして，大小といった大きさを表すことばも，二つのものの関係が固定的ではなく変化してしまうので，なかなか理解しにくいことが多い．また，数の量といった概念もなかなか理解するのが難しい．

⑤ 応用して考えることの苦手さ

　日常生活を送っていると，毎日同じことの繰り返しのようにみえることが多いが，毎日の状況は微妙といえども変化していないわけではない．毎朝，出かける前に保育園の準備をするとする．「ノートとコップとお手ふき，持っておいで」と言われれば，できるようになっていた子どもが，「保育園の準備をしなさい」とだけ言われるとキョトンとしてしまうことがある．いつも言われていることだし，きっと今日も保育園だし，「準備」と言えば……あれのことかなぁ？　と応用したり，推測したりする力が弱いと感じることが多い．

　そういう場合は，「保育園の準備だよ，ノート，コップ，おてふきね」としばらくの間は両方のことばを使い「さあ，保育園の準備　3つだったよね？」などと，少しずつことばを減らしていくなどのやり方をするとよい．

⑥ 「もし」という仮定の表現がわかりにくい

　ことばは，未来のことや過去のことを表現でき共有できるという点で，とても便利なものである．「もし」ということばも，これから起こるかもしれない先のことを想像する時に使われる表現として便利であるが，この"想像する"ということが難しいことが多い．「もし，おしっこに行きたくなったらどうする？」と聞かれて，「行かない」とか「出ない」などと今の自分の心境を答えやすい傾向がある．先のことについて考えて答えるという力は，「こんど」「あした」「またね」などを経験し，先のことを予測したり見通しが立つようになる中で，育っていくのだろう．

2　表現の特徴

① ことばだけではない表現力

　私たちが何かを伝えたいと考えた時，必ずしもことばだけを使っているわけではない．表情や身ぶり，うなずき，あるいは実際のものを見せるなどの方法も同時に使って，自分の言いたいことを表現するものである．これは，知的障害のある子ども達も同様である．また，身ぶりは子どもの動きを手伝ってあげることができるので，教えやすいといえる．子どもが何か欲しい時に「ちょうだい」の身ぶりをするように促したり，嫌な時には，大人も首を振って「イヤなの？」と聞いたりしながら，まずは，身ぶりでの伝え合いの力を育てることである．

② 泣いたり，わめいたり，たたいたり，噛んだりではない方法で表現することを促す

　赤ちゃんにとって，自分の要求を表す手段は「泣く」という方法である．これは，子どもにとってはとても手っ取り早い方法のようだ．「泣けば何とかなる」と思っているということがある．また親のほうも，泣かせてはいけない，泣かれたくないという思いが強い場合もある．しかし，年齢が高くなればなるほど泣かれるのはうるさくなり，親自身が恥ずかしい，みっともないという気持ちも生まれてくる．また，噛んだりつねったりは，相手に危害を加えることにもなってしまうため，できるだけ別の手段や方法で訴えるように促していく必要がある．

　泣いている時，たたきそうな時，噛みつきそ

うな時，あるいはそういう状況が起こってしまった後からでも，本人の思いを推測し，それを身ぶりやことばで伝えるよう促していく．身ぶりや手ぶりなどで「ちょうだい」を示したり，「イヤ」と表したりすることで，"自分の思いがかなったぞ"という子どもにとってラッキー!!と思えるような経験を積み重ねることが効果的である．また，「泣いたり，たたいたりしたところで，要求や思いは通らないよ」という，きっぱりした大人の態度も必要である．

③ 言わずに済ませてしまわないように

指さしや身ぶりなどの動作でいろいろなことが表現できるようになると，今度はそれを多用してそれだけで済ませてしまう，あるいは用事がほとんどそれで済んでしまうということが出てきやすい．以心伝心である．これは，それでわかってしまうまわりの大人たちにとっての課題ともいえる．子どもがある表情をしたら，あるいは様子を見ていれば伝えたいことがわかるというのはとてもよいことだ．だが，あえてことばで表現する力を育てるために，一段階ふんだ働きかけをしたほうがよい．「ちょうだい」の身ぶりをしてきて，きっとおやつが食べたいんだろうなとわかっても，「おせんべい？おちゃ？　どっち？」などと聞いて，つたないことばでもよいので「えんべー」などと真似して言ったら「おせんべいね」と受け止めておせんべいを渡す．このような働きかけが，ことばによる表現力を育てるのである．あるいは「『おせんべい　ちょうだい』って言ってみよう」などと促すことも時には大切である．言わされることに抵抗の強い場合，言わされることばかりになってしまうことのないようにといった配慮は必要であるが，ほどほどに言わなければわかってもらえないという経験もまた必要である．

④ 擬音での伝え合いからことばへ

知的障害のある子ども達は，遊びの中で，擬音での表現をよく使うなと感じることが多い．例えば，車を動かしながら「ブーブー」，何かにぶつかると「ドッカーン，ウワーッ，アーア……バーイバーイ」とか，お友達との戦いごっ

こでも「よーし，シュッーー，エイ，エイ，バキューン，キャー」など……．

確かに「あーあ，車がビルにぶつかりました，大変です，でも，いっちゃいましたー，ばいばーい」と言うよりは，感情がこもっていてわかりやすいとも言える．子ども同士の遊びでは，雰囲気の伝え合いが重要で，ことばはいらないということも確かにあるが，大人が関われるならば「さあ，敵を倒しに行くぞー」とか「うっちゃえーバキューン」などのように，できるだけ擬音の表現として正しいと思われるものをくっつけながら，ことばでの表現を促していったほうがよいだろう．

⑤ やっている動作をことばにすることから，出来事をことばにすることへ

「何をしてるのか？」「何をしたのか」が言えるようになると，ことばの表現力がグンと広がる．しかし，動き，動作，というのは，区切り目がはっきりせずに，物の名前などよりもなかなか教えにくいところである．これからすることをことばにして伝え，やった後に，ことばで確認することが，動作や出来事へのことばの理解力を育てる．さあご飯食べよう，と食事を始め，食事の後には「ご飯食べたね」「何食べたっけ？」「おしゃかな……」といったようなやりとりを，体験できることの中でやっていく．

また，今日は何をやるか，やったかというような予定を伝えることや振り返りを通じて，これからやることを表現し過去のことを思い出し，それをことばで表現することを覚えていく．

⑥ 聞かれたことに「うん」とか「ハイ」と答えやすい

ある程度おしゃべりができるようになった子どもの場合，言われたことがよくわかっていなくても，「うん」とか「ハイ」と答えたりする傾向がある．大人からの話しかけをよく聞いていなかったり，「〜だよね？」とか断定的な口調に反応したりすることも多い．また，大人のほうが「お返事は？」とか「ハイは？」などと促し，返事をすることだけを求めすぎているという場合もあるように思う．

こういう場合は，「なんていった？」という
ような確認の質問を投げかけてみたり，「〜
と〜どっちかな？」などのように，答えなけれ
ばならないような質問に変えていったほうがよ
いだろう．

⑦「わからない」や「おしえて」がわかり
にくい

上記のことと関連してくるが，わかっていな
くても「ハイ」と言ってしまい，「わからない」
と言えずに困ったという表情をする．わからな
いならわからないと言えばいいのにと大人は
思うわけだが，「わからない」ということばが
なかなか難しい．「わからない」という前提が
あっての「おしえて」ということばもなかなか
難しい．自分が「言われたこと」に対して，わ

かったのかわからないのか，というように二段
階に分けて考えることが難しいのではないかと
推測する．

自分の状態を別の視点から客観的に見るとい
うことは，一般的な発達でも，「メタ認知」と
言われ4歳くらいにならないと難しいともい
われている．

▶文献
・小西行郎，吹田恭子：赤ちゃんパワー〜脳科学
  があかす育ちのしくみ．ひとなる書房，2003.
・笹沼澄子（編）：発達期言語コミュニケーション
  障害の新しい視点と介入理論．医学書院，2007.
・湯汲英史：なぜ伝わらないのか，どうしたら伝
  わるのか．大揚社，2003.

Column

知的障害はどのような不便があるか

（湯汲　英史）

知的障害は抽象的思考が難しいとされるが，漠然
としすぎていて，知的障害では実際にどのような不
便があるのかがよくわからない．

▶**抽象語がわかりにくい**

知的障害のある子どもに，例えば「どこか行きた
いところはありますか？」と質問する．質問した
側は，例えば外国の名前ばかりでなく，「火星」と
か「恐竜時代」など時空を越えた場所や時代の答え
が返ってきても，たぶん驚かないだろう．そういう
答えに，子どもらしいと思うかもしれない．「どこ
か行きたいところ」には，誰も行ったことがなくて
も，本当には見たことがない想像の世界でも，答え
として許されるといえる．

ところで，知的障害がある場合，「どこか」の意
味がわからない子どもがいる．「どこか行きたいと
ころ」とは，先ほど述べた通り，考えられる様々な
場所から，一つを選ぶことになる．

「どこか」は具体的な場所ではなく，あらゆる場所
を包含する抽象語である．そのことばから，様々な
場所を思い浮かべる力が必要となる．その「どこか」
の持つ意味が理解できず，だから，一つを選びだし
て答えられない．

行きたい場所を言える子もいる．ただし，「火星」

や，「恐竜時代」のような，はるかかなたの星や，想
像の場所は言わない．自分が行ったことがある場所
や，近くの公園や商店の名前が出てくるであろう．
「どこか」の意味は理解しても，想像世界まで広がっ
ていかない．公園や商店の名など，実際に見聞きで
きる多様な場所（具象）を包含する抽象語．それがわ
かりにくい．さらには，時空を超えた場所までも想
像の羽を広げることは，さらに難しく，理解するこ
とはできないようである．

▶**具象化されると選択も可能に**

このような弱さを示す知的障害だが，たとえば火
星や恐竜時代の絵や写真があると，ことばだけの応
答では難しかった子が選択できたりする．同じよう
に，「どこか」に答えられなかった子が，コンピュー
ター上の画面に，いくつもの行き先が映像であれば
判断できたりする．ことばが，絵や写真など姿かた
ちを持つと理解しやすくなるといえる．

このことは，知的障害の弱さを軽減させる可能性
を示唆する．これまでの教育は，言語中心の教育法
であったが，知的障害教育においてこそ，パソコン
をはじめとし，適切な視覚，映像教材の開発が期待
される所以である．

2 自閉スペクトラム症の医学とことばの特徴

共感性が乏しくコミュニケーションが苦手，こだわりがある，見通しをもちにくいという特徴がある．定型発達の人にはない能力にも注目を．

—— 自閉スペクトラム症の医学…石崎　朝世
—— 自閉スペクトラム症のことばの特徴…一松　麻実子

● 自閉スペクトラム症の医学

1 自閉スペクトラム症とは

　DSM-5 による診断基準は，A 社会的コミュニケーションおよび対人的相互反応における持続的な欠陥があることと，B (1)常同行動や常同運動，(2)強いこだわりや儀式的な行動様式，柔軟さに欠ける思考様式，(3)興味の限局や並外れた興味，(4)感覚の過敏，鈍の B 項目のうち少なくも2つがあることとされた．B の(2)と関連があるが，「想像力(見通しをつける力)の障害」は，DSM-5 に明記されていないが特記すべき特性で，本人のつらさや不安，周囲の環境や関わり方を考えるとき，十分な理解が必要である．自閉スペクトラム症の重症度水準はレベル3(非常に十分な支援を要する)，レベル2(十分な支援を要する)，レベル1(支援を要する)がある．

2 疫　学

　DSM-5 によれば，頻度は人口の1％に及んでおり，子どもと成人のサンプルでも同様とされる．また，一卵性双生児の一致率が80～96％，二卵性双生児は2～10％と高く遺伝の関与が考えられている．近年，自閉スペクトラム症の頻度が増加しているといわれているが，その原因として，診断基準の変化，概念の広範化，知識の向上(診断される機会の増加)，環境要因の変化などが想定されている．また，従来自閉スペクトラム症の約8割は知的障害を有するといわれてきたが，1990年以降，知的障害のない高機能例が多くの臨床の現場で増加しており，それを裏付ける頻度調査が報告されている．本田は自身の研究などから自閉スペクトラム症の30～50％は高機能例とした．

3 原因と病態

　様々な原因により脳内のセロトニンやカテコールアミン神経系の機能に変化が生じていることが推測されている．変化のある脳の部位としては，これらの神経系の活動と深く関わる前頭葉，小脳，脳幹に特に変化がみられるとされる．また人の行為を見て，自分がしたかのように感じることに関与するミラーニューロンと自閉症の関連も推測されている．

　基本的な病態として，①心の理論の障害，②実行機能の障害，③中枢統合機能の障害，④情動認知の障害などが想定されている．これらは，前頭葉の機能と関連が深い．中でも，心の理論の障害，すなわち，人は自分と違った考えを持っていることを推測する能力の障害が中心的で，社会性の障害，コミュニケーション障害を起こすと考えられている．

4 症状および経過

① 症状

　診断や関わりの参考になる主な症状を挙げると，診断基準の A 社会的コミュニケーションおよび対人的相互反応における持続的な欠陥があることと関連して，視線が合いにくい，視線を避ける，人を避けるなどがある．また，人に合わせて行動したり，集団で行動したりするのが苦手である．程度の差はあるにしても，他の

人と喜んだり悲しんだり感動したりといった感情を共有しにくく（共感性の乏しさ），他の人がどのように感じているかを察知することが難しい．ただ，障害がそれほど重くなければ，子どもが安心してつきあえる人とは関わることができ，多くの人と関われない代わりに，限られた人とはかえって緊密な接し方になる場合がある．また，どんな人にも（初対面の大人や普通なら話しかけにくい人にも）やや一方的に，一見人なつこく関わることもある．また，言語性，非言語性コミュニケーションともに障害があるが，言語性においてより障害が強いことが多い．そして言語性の中でも，言葉を話して伝えることの障害が目立つ．比較的知的能力が良い人では，話すより字を書いて伝えることの方が得意な場合もある．一般に自閉スペクトラム症では視覚的情報がより入りやすいが，ときに視覚的情報が入りにくい場合もある．さらに，対人的相互反応における障害の軽さに比して，言語によるコミュニケーションの障害が著しく強い場合もある．一方，以前アスペルガー障害と言われた一群のように，他の特徴に比し，コミュニケーションの障害が軽く，ことばの遅れはみられないものもある．ただ，このような群も対人関係と社会性の障害により，ことばのキャッチボールは難しい．また，意味─語用の障害（ことばの意味理解と使い方の障害）もあるといわれる．診断基準のB(1)常同行動や常同運動，(2)強いこだわりや儀式的な行動様式，柔軟さに欠ける思考様式，(3)興味の限局や並外れた興味，(4)感覚の過敏，鈍，に関連して，興味・活動が限られ（電車や車，数字など特定のものに興味），強いこだわり（道順，洋服，物事をする順番など）がある．反復的な行動（手をヒラヒラさせたり，ピョンピョン飛んだり，同じところを行ったり来たりするような常同行動）はわかりやすい症状であり，診断の手がかりになる．パターン化された行動も目立つ．「想像力（見通しをつける力）の障害」と関連する症状として，先の見通しがつかないと著しく不安になる，慣れていない環境は苦手，応用が

きかない，Aの対人的相互反応の障害とも関係するが，人の気持ちを察知しにくい，遊びでは見立て遊びやごっこ遊びが苦手，などがある．診断基準B(2)，(3)も想像力の障害と関係する．そして，この想像力の障害は「何かをしたら何ができる」といったような相互に関係した事柄がどのように関係しているかを認知する，あるいは無関係な事柄を無関係と認知することの障害（関係性の理解の障害）があることとも関連する．

これらの特徴の他，時間の感覚が普通と違う，特定の音や状況に敏感すぎるなど，感覚や感性の特異さも併せ持っている．時間については，時間を組織化して活用することが困難（具体的な指示がないと状況に合わせて急いだりはできにくいなど）であることや特異的な記憶想起現象（タイムスリップ現象：突然過去の記憶を想起して，その出来事をあたかもつい先ほどのことのように扱うようなこと）がある．このため自分にとって不快な経験を突然思い出し，そのときと同じ気持ちになり，パニックに陥ることもある．過敏さについては，一般に音への過敏さが目立ち，耳を押さえて音を聞こえにくくする動作をすることが少なくない．特定の音や状況に過敏すぎる反応をする場合，それが特定の記憶（多くは不快な記憶）と結びついていることが多い．この過敏さは自閉スペクトラム症の本質的な障害の一つである選択的注意の障害（雑多な刺激の中から，必要な刺激を選別して認識する能力の障害）とも関連するといわれる．

② 経過

乳児期は，おとなしい，手がかからないという子どもが圧倒的に多い．人見知りは，ないか乏しい．時に刺激に過敏で泣いてばかりいる，眠りが浅いといった子どももいる．

歩行後，徐々に勝手に動きまわるようになる．視線は合いにくい，呼びかけに応じない，指差しをしないといった特徴があり，ことばの遅れが明らかとなる．一時期出現したことばが消失してしまうこともある．母親などと引き離

された経験など強いストレスを受けたあと，症状が一気に目立ってしまう場合もある．しばしばビデオやテレビを見続けることを好むが，周囲もこれを容認して関わりをおろそかにすると，さらにことばや社会性の発達が阻害されるので要注意である．ただし，ことばの遅れは目立たないこともある．

3，4歳になると，環境の変化や特別な刺激に敏感となり，こだわりや常同行動が目立つようになる．見通しがつかない不安が目立つようになりパニックも起こしやすい．

学童期になると，人への意識が高まるが，関わり方がわからず，不適切な行動（いたずらやチョッカイなど）をとったりする．小学校高学年くらいになると，子どもによっては，衝動性や興奮しやすさが目立ってくる．子どもによって様々だが，ある程度人と関わりたい，認められたい気持ちが育ってくるこの時期，そしてある程度人の気持ちを察知できるようになるこの時期に，人に対して被害的な意識が目立ってくることがある．知的障害のない自閉スペクトラム症で，そのような状況が起こりやすい．

思春期では，一般と同様，反抗心が高まり，情緒は不安定な傾向がある．特にこの時期に知覚過敏が増したり，新たな過敏性を獲得したり（知覚変容現象），過去の記憶が鮮明に甦る（タイムスリップ現象）等の症状が強く出て，さらに情緒の不安定さを助長することが少なくない．

青年期では，自我の確立や自立を求める気持ちが高まり，しばしば大きな葛藤がある（発達障害がある人は，いわゆる思春期にその課題である自我の確立や母子分離を果たしていないことが多く，しばしばこの時期が真の心の思春期といえる時期になる）．ストレスから前述の知覚変容現象やタイムスリップ現象など様々な精神症状，心身症症状を呈することもある．しかし，身辺処理や人との関わり方などの基本的な適応能力を身につけ，周りに認められ理解された状況であれば，心身が安定した形で，その個性に応じた社会参加ができるようになることも

多い．定型発達の人にはない高い能力を発揮して活躍する人もいる．

また，幼児期，学童期に知的障害がない自閉スペクトラム症あるいは自閉スペクトラム症の特性が軽度ながらあるといわれた子どもが，成長して，障害とはいえない状態に育つこともまれではない．しかし，反対に，学童期以降に適応障害を起こして，初めて，自閉スペクトラム症と診断されることもある．

5　併存障害と合併症

知的障害の併存がしばしばみられる．注意欠如多動症（ADHD）症状の併存も少なくない．特に知的障害のない自閉スペクトラム症ではしばしばみられる．その他，てんかん，睡眠障害の合併も少なくない．自閉スペクトラム症では経過中3，4人に1人の割合でてんかんの発症がある．睡眠障害により情緒行動面の発達が阻害されることもある．また，多くは思春期以降であるが，気分障害（いわゆる躁うつ病）を合併してくることもある．うつとの関連が疑われるが，時に摂食障害もみられる．社会に適応できにくいことによる二次的な心理的障害により，情緒行動面の問題が顕著になったり，抑うつ的になったり，ときには統合失調症様症状が起こってきたりする．

6　医学的な治療─薬物治療を中心に─

① てんかん

てんかん発作を反復したら，てんかんとしての治療が必要だが，一般には抗てんかん薬の効果は良好である．また，てんかん発作はなくとも，脳波でてんかん性異常が目立ち，これが関与して目立った情緒や行動面の問題を引き起こしていると考えられる場合は，てんかんに準じた治療で改善が期待できる．

② 睡眠障害

自閉スペクトラム症では，不眠，中途覚醒や早朝覚醒といった睡眠障害が起こりやすく，発達や日常生活に支障をきたすが，まずは，日中の活動を活発にし，夜には睡眠をとりやすい環

境をつくることが大切である．日中特に午前中に光を浴びることはリズムを保つのに有用といわれる．規則的な食習慣も大切である．著しい情緒の不安定さも睡眠障害を引き起こしやすい．このことを理解した対応の工夫や環境の整備が一番だが，それでも睡眠障害が改善しない場合は，薬物治療が必要である．薬としては入眠薬，抗不安薬，情緒安定効果のある漢方薬，著しい情緒障害を伴った不眠では安定剤ともいわれる抗精神病薬が状態に応じて用いられる．われわれは，しばしば催眠作用や睡眠リズムを調整する作用があるといわれる脳内物質のメラトニンあるいはラメルテオン，覚醒中枢の機能を低下させるオレキシン受容体拮抗薬を使用して，良好な効果を得ることが多い．

③ 著しい情緒障害

自閉スペクトラム症の特徴を理解して対応することが第一だが，過敏性が著明で外からの刺激がうまく入らないとき，パニックが頻繁であるとき，自傷，他害が目立つとき，こだわり行動で日常生活を送ることが困難になっている，などの著しい情緒障害では，対応の工夫，環境整備とともに薬物治療が必要である．抗不安薬，抗精神病薬，情緒安定効果が期待される漢方薬を状態に応じて用いる．特に脳波でてんかん性異常がある時や，情緒の不安定さが目立つ時は，抗てんかん薬が有効であることが多い．

ここで気をつけなければいけないことは，身体合併症がないかどうかである．身体症状をうまく訴えられない，また，本人も不調の原因がわからず苦痛を行動で示したり，精神に変調をきたしていることがある．痛みや不快感を伴う様々な疾患，情緒や行動に変化をきたす可能性のある内分泌疾患等も念頭におく必要がある．

④ 精神病様症状

思春期から青年期にかけて，学校や職場への不適応など様々なストレスを誘引として，幻覚や妄想が起こったり，過度の緊張状態をきたすようになるなど精神病様と思われる症状を呈することがある．このような場合は，ストレスの

理解とともに薬物治療が必須である．薬物では主に抗精神病薬が使われる．

⑤ 目立った気分の変調（気分障害）

④と同様に思春期から青年期にかけて，沈み込み意欲をなくし動かなくなってしまうようなうつ状態を呈したり，高揚している時期とうつ状態になる時期を繰り返すようになったりすることがある．この場合も，④と同様，誘引があればそれへの理解も大切だが，薬物治療が必要である．抗うつ薬，抗躁薬，感情調整作用のある抗てんかん薬が用いられる．その他気分を調整する漢方薬が有効である場合もある．

⑥ チック・トゥレット障害

目をしばたかせたり，すばやい動きで，顔をゆがめたり，肩や首を動かしたり，手や足を何かにたたきつけたり，咳払いや短い発声を繰り返したりといったチックといわれる症状を合併することが少なくない．これが多発性に頻繁に起こり，音声チックを伴うもの（単純な音声，奇声，汚言）はトゥレット障害といい，症状が派手で容易には軽快しない．精神的緊張がある状況で増強しやすく，状況の改善で軽快することもあるが，激しいもの，三カ月以上持続しているようなものは治療が必要である．主にドーパミン神経系の過敏から由来していると考えられており，それを是正する薬剤が用いられる．

⑦ その他

行動の切り替えがうまくいかない，動きを止めてしまう（固まる），ひきこもり，著しい摂食障害，偏食などの行動の問題があるが，③の著しい情緒障害に準じて対処する．これらの行動の問題では，パニックなど興奮を伴うものより薬物による改善は困難だが，対応の工夫とともに，抗うつ薬が症状の改善に役立つことが多い．

多動・衝動性や不注意が目立ち，生活に支障をきたしているときは，ADHD同様，中枢神経刺激薬が効果的であることが多い．その他，少量の抗精神病薬，てんかん性脳波異常が目立つときは抗てんかん薬で改善が期待できる．

▶文献
・日本精神神経学会（監修），高橋三郎，大野　裕（監訳）：DSM-5 精神疾患の診断・統計マニュアル．医学書院，2014: 31-85
・杉山登志郎：自閉症の精神病理．発達障害の豊かな世界．日本評論社．2000; 15-57.
・石崎朝世：個性的な発達をする子どもたち．発達障害の理解，子どもの脳で何が起こっているか［基礎編］．科学 2001; 71: 729-732.
・本田秀夫，清水康夫：高機能自閉症の疫学．臨床精神医学 2005; 29: 487-494.
・橋本俊顕：自閉症．有馬正高（監修），加我牧子，稲垣真澄（編集）．小児神経学．診断と治療社．2008; 440-447.

● 自閉スペクトラム症のことばの特徴

　自閉スペクトラム症には，知的障害を併せ持つ場合と知的障害を持たない場合の子ども達がいることがよく知られてきている．前者の場合は，知的障害の子ども達のところで挙げたような，ことばの特徴に配慮して指導を検討する必要がある．

　一方で，知的障害を持たない場合は，おしゃべりを聞いていると，かなりよくしゃべるといった印象を与える子どもがいる．ただ，一方的に話してくることが多く，大人のほうが合わせてあげないと会話としてはかなり成り立ちにくい．話しかけてきたのかと思い答えを返そうと思ったら，もう目の前からいなくなっていたというようなこともある．また，話題も虫の種類を非常によく知っているとか，同年齢の子どもがとても興味を持たないような血液成分のことにとても詳しいなど，〜博士というような呼ばれ方をしている子どももいる．話題が非常にマニアックだったりすると，子ども同士の中ではなかなか共通の話題で話ができなくなってしまう．また，自分にとって興味のない話題の会話には参加しようとしないことが多い．興味がないと，フラフラと離れていってしまったり，その場にいても別のことを考えていたり，持っている本を読みふけっていたりする．

　このように，知的障害がない子ども達は，ことばというよりもコミュニケーションに難しさやトラブルを抱えている．コミュニケーションがわかりにくいのは知的障害を持つ子ども達にもいえることで，ここは知的障害の有無ではなく自閉スペクトラム症の本質的な症状ともいえる，人との関わり方の独特さという点で共通な部分もあるのだろう．

　また，どちらの場合にも共通していえる特徴に，聞くことよりも写真や絵や文字など「目で見てわかる力」が強いことが挙げられる．ところが，ことばというのは音であり耳からの情報であるため，それを脳の中で処理したり組み立てたりする力がかなり苦手であることが多い．

　理解する力も表現する力としても，おしゃべりするのは苦手でうまく伝えられないが，絵や文字などで書いて見せると納得しやすく，本人にも書いてもらったものをみると豊かな表現力を持っている人がいたりする．しかし，時には見る力，見てわかる力が弱い人もいるので，注意が必要である．特に知的障害のない自閉スペクトラム症では，視覚的な認知や視機能が弱いことがある．

　そして，人との関わり方についてだが，自閉スペクトラム症だからといって人との関わりがイヤであるとか嫌いというわけではない．むしろ，どう関わっていけばよいのかがわからないという未経験さや未熟さが大きいように思える．ある程度の年齢になって人とのやり取りの経験を積んだ結果，人との関わりが大好きになり積極的に関わっていこうとする人もいる．しかし，関わられることも拒否するわけではないが，積極的に自分から関わっていこうとはしないといったタイプの人もいる．これらは，われわれの中にもあるような性格，気質といったものと同じなのかもしれない．

1 おしゃべりという表出手段よりも理解力を

　自閉スペクトラム症で知的障害を持つ子ども達には，幼児期におしゃべりという表出手段を持つ子どもと持たない子とがある．しかし，幼児期に表出手段を持たなくても，学童高学年に

なってから表出手段が持てるようになっていく子どももいる．ただ，そういったタイプの子ども達は，日常生活の中でかなり理解力が高くなってきていること，また，意図的に声を出すことができた子ども達であるということが経験上多い．ことばというのは，まずは声を出すことが大前提としてある．われわれは声を出す時，息の力で声帯という柔らかい筋肉を震わせている．これは，赤ちゃんもわれわれも意識的にやっていることではない．たまたま，声帯が震えて声が出たといういわば偶然の産物を周囲から意味づけられたり自分でも声を出せた時に，おもしろいとか，何かいいことがあったなどの経験をする中で，自然に覚えていったものである．ところが，年齢がかなり高くなっていって理解する力もかなりあるのに，しゃべるという手段を持てない子どもの場合にはどうも声帯を震わせるということが身体的にもできなくなってしまっているように感じられる．声を出すよう促そうとすると，一生懸命に口の形だけをまねしてはくれる．しかし，声を出すということはどう手伝っても教えてあげられないものであり，もどかしさを感じることも多い．

おしゃべりという手段ではやりとりができないとしても，日常生活の流れや，言われたことを理解する力を高めておけば，カードや文字などの手段で伝え合いが可能になる子どももいる（P46，コラム参照）．そういう点からも，しゃべれるかどうかは別として，言われたことがわかりそれに応えるという経験を積んでいくことが大切になる．

「応える」というのは，必ずしもしゃべることばを必要とはしていない．行動として示すとか，あるいはうなずくことでも，おじぎでも，手を挙げるといった身振りでもいいので，「受け止めたよ」ということを示すことである．これは，声を出すこととは違って体を手伝って教えてあげることができるものである．ここを丁寧に育てていくことが大切である．

2 表出手段を持つ子どものことば（形式，意味，文法，語用）

① エコラリア

おしゃべりができるようになってくると，言われたことをそのまま真似て返してしまうことがある．例えば「お名前は？」と聞かれ「おなまえは」と言ってしまうのである．これは，子どもにとって言われたことの意味がわからない場合にこのように返答しているのではないかと感じることが多い．また，標準的な発達の中でもこのようなエコラリアはみられるが，短期間のうちにしなくなっていく．自閉スペクトラム症を持っていると，その時期が長いために目立ってみえるだけとも言われている．

② 視点変換の困難さ

「〜先生に，鉛筆を借りてきて」と言われた子どもが「〜先生，鉛筆かりてください」と言ってしまうようなことがよく起こる．また，これは理解の問題になるが「そっちの本，とって」などと言われた時に，どの辺りのことなのかがよくわからないことも多い．貸す，借りる，行く，来る，など，自分のいる場所によって，ことばをかえなくてはいけない場合や，「そっち」「こっち」などあいまいな場所を示すようなことばにとても難しさがある．

③ 独特のイントネーション（語尾上がり）

エコラリアの時にもよくみられるが，語尾が上がり調の口調になりやすい．年齢が高くなった子どもでも，語尾の上がる口調はよくみられるが，イントネーションに意識を向けさせ，こちらがその口調を真似ていったりすると，おかしさに気付き出し修正できる子どもも出てくる．

④ 場面に結び付いたことばの使い方

ある時，和室の部屋に入った親子に私が「靴下を脱ごう」と促し，「ほら，靴下よ」とその子の足元を触って伝えようかと近づいたところ，それまでも母にべったりくっついて不安げにしていたその子は，泣きそうになりながら「お引越しの○○──」と叫んだ．お母さん

に聞くと，いやなことがあるとなぜかそのCMのフレーズを叫ぶという．おそらく，テレビのついているところで何かいやなことがあった時，ちょうどそのCMが耳に入ってしまったものと思われる．このように，場面とことばを勝手に結びつけ，ことばを誤って学んでしまうことがある．

「お引越しの○○」では，何を言いたいのかはわかりにくいので「イヤー」という表現でさえも，あえて教えていくという必要がある．

⑤ **積極的だけれど一方的な会話，自分の興味本位，急な話題の転換**

知的障害のない自閉スペクトラム症の子どもの場合，言語の発達過程には問題と思われることがなかったという場合も多い．始語という初めてのことばは，やや遅れめの傾向があるようだが，その後の言語発達では特に問題はみられなかったりする．おしゃべりがよくできるという評価を受けることもあるが，ただ，その話題やその話題の進め方に弱さがある．自分の好きな話を延々としてしまう子どもや，場面が変わっても自分の納得いくところまで話しきらないと話をやめられないということもある．また，こちらの話題に合わせるということが苦手で，こちらがお天気の話をしていてもうわの空で聞いていなかったり，自分が今日何をやるかが気になっていると，その話題を話し出したりしてしまう．日常生活の中で「話題」というのは，始まりも終わりも明確ではなく，子ども達にとってはわかりにくいものなのであろう．

⑥ **文語調の硬い表現／熟語の多用傾向「しかし」大げさな表現／辞書的表現／微妙にずれるニュアンス**

会話をしていると，何ともいえない違和感を感じたりすることがある．小学校四年生の子どもに，学校で財布が落ちているのを見つけたらどうしますか？　と聞いたところ「掲示します，掲示！」と固めの熟語で答えたりする．また「協力するってどういう意味？」と聞くと「力を合わせることです」と辞書的な表現の答えが返ってきたりすることが多い．また，

訓練室の棚などの配置を変えた時，その変化にさっと気付き「改装ですか？　いつ改装したんですか？」と聞いてきたことがある．棚の位置を変えただけで「改装」というほど大げさではない．「模様替え」っていうくらいじゃないかな，と教えたりする．また，会話の中であるにもかかわらず，「なぜならば」とか「つまり」といった硬い表現を多用したりする．

このようなことばのニュアンスといえる部分は，われわれも自然にことばを使う中でお互いにその感覚を一致させてきたのだろうが，自閉スペクトラム症のある子ども達のこの不自然さは文字から様々な情報を得ていることが多いせいなのかもしれない．

⑦ **状況や表情の読み取りの悪さからくる問題**

ことばに限らず，状況を判断して動くということが難しい．例えば，グループ指導で体操を終えた後に「みんなで片付けてね」と言われたとする．使った道具をそれぞれに片づけても，あるお友達が一人で大きなマットを引きずって運んでいるのを自分はもう自分の決められた道具を片付けたからとばかりに，ただ見ていたりする．今は「みんなで」片づけるように言われたのだから，あるいはお友達が一人では重たそうだからと相手の状態を判断して行動を起こすことが難しいことが多い．このような時は，友達の状態に気付かせるような声かけをしたり，行動を起こした時に「親切だねー」とか「気が利く！」などと褒められると行動が変化していくものである．

また，ことばは使う場面によって，意味が変化することがある．課題の時間に子ども達が一列に並び座って待っていたので，はじっこの子どもに紙を渡し「回してね」と言ったところ，手の上で紙をクルクルと回していた，ということがあった．

コマを渡されて「回して」というなら「回す」ということそのものであるが，一列に並んでいる勉強の場面ならば「回す」というのは，お隣の人に渡していくという意味もあるという

ことがなかなかわかりにくい．このような時は，具体的に示したり別のことばも両方使って話していくと，理解し，経験するうちに行動できるようになっていく．

▶文献
・笹沼澄子（編）：発達期言語コミュニケーション障害の新しい視点と介入理論．医学書院，2007.
・石井　葉（編著）：「自閉的」といわれる子どもたち〜その理解と指導の実際．すずき出版，2004.

Column

 ### 自閉スペクトラム症のある男児の例

（湯汲　英史）

　特別支援学校の高等部2年生のOくんとは，小学校5年生以来，2〜3ヵ月に1度会うという付き合いが続いている．彼には自閉スペクトラム症とともに，中度の知的障害がある．現在彼は，中学生で始まった思春期の渦中にいる．

　母親は「疲れを知らない」というが，彼には抜群の体力があるようで，マラソン大会では上位の成績を常に残している．体力が余るのか，休みの日に家にいたことはなく，自転車や電車でほぼ出かけている．

▶ **すれ違う話題**

　あるとき彼に，「好きな場所はどこか」と聞くと「わからない」という．「明日はどこに行くか」とたずねると，「決めていません」と言う．二〜三語文程度の表現しかできず，本当に理解できないかとも思いつつ，「明日の場所，いま決めてください」と要求した．それにも「わかりません」と答えた．

　そこで，日曜日に自転車で走ったところをたずねてみた．すると，「A駅とB駅のところ」と答えた．この答えを聞いて，「なるほど」と思い，再度質問してみた．そして，自転車で走ったところ，電車に乗った区間を聞けば，ちゃんと答えられることがわかった．

　彼には特定の好きな場所があり，そこに出かけていると考えていた．これは母親も同じで，「わかりません」の答えを聞いて，わかっていないと思い込んでいた．ところが彼の外出目的は，ある場所に行くことではなく，移動そのものであった．だから，区間ならば答えられる．

　こういったやりとりのすれ違いは，子どもも含め，人との会話にはよくあるのかもしれない．ただすれ違いに対して，相手の質問の意味について確認したり，自分の意図を示すことで問題は解消され，会話として成立するのであろう．自閉スペクトラム症があると，ことばの問題もあって，すれ違いの解消がうまくできない．そして，互いにわかり合えないまま終わってしまう．このことがさらに，コミュニケーションの不全へとつながってもいく．

▶ **答えの内容から類推する**

　ことばの成長では，意味や使い方を類推する力が大切とされる．その力が，「わんわん」と「犬」は似て非なる音ながら，同じ物だという理解につながる．そして後々，「リョウケン」と聞いたときに，猟と犬を結びつけるような類推が働き，子どもは「猟をする犬」と了解するのだろう．

▶ **認知の仕方を知り修正する**

　自閉症には，独特の感覚や認知世界があるとされる．自閉スペクトラム症がある子どもや人に対しては，類推力が弱いこと，さらにはことばを，一般的意味とは別の解釈をしているかもしれないと思う方がいい．

　ことばを変えれば異言語の，異文化の人と考えながら，コミュニケーションをとる心構えが必要といえよう．

3 学習障害（≒限局性学習症）の医学とことばの特徴

全般的な知的発達の遅れはないが，特定の能力に遅れがある．学習とともに日常生活にも支障を来しやすいことへの理解が必要．

—— 学習障害（≒限局性学習症）の医学…石﨑 朝世
—— 学習障害（≒限局性学習症）のことばの特徴…本間 慎治

● 学習障害（≒限局性学習症）の医学

1 学習障害とは

DSM-5 では，限局性学習症（SLD）とされ，「効率的かつ正確に情報を理解し処理する能力に特異的な欠陥を認める場合に診断される」とあり，正規の学校教育の期間において初めて明らかになり，「読字や書字あるいは算数の基礎的な学習技能を身につけることの困難さが持続的で支障をきたすほどであることが特徴」とされ，「職業活動を含むその技能に依存する活動を生涯にわたって障害する」とされている．限局性学習症は，読字の障害，書字表出の障害，算数の障害と限定し，さらにそれぞれにいくつかの下位技能をあげている．

一方日本では，旧文部省が 1999 年に定義した「学習障害（LD）とは，基本的には全般的な知的発達の遅れはないが，聞く，話す，読む，書く，計算する，又は推論する能力のうち，特定のものの習得と使用に著しい困難を示す様々な状態を指すものである．学習障害は，その原因として，中枢神経に何らかの機能障害があると推定されるが，視覚障害，知的障害，情緒障害などの障害や，環境的な要因が直接の原因となるものではない．」というやや広い範囲の問題を取り上げている．

学習障害の中で，読字障害（dyslexia）は疾患概念が最も確立し，その病態や治療につき研究が進んでいる．発達期の読字障害は必ず書字障害を伴い，発達性読み書き障害（developmental dyslexia）といわれることが多い．

また，言語性 LD，非言語性 LD と大別した表現もあるが，特定の能力の低さが判明していれば，そのように大別して表現はせず，さらに分析して，苦手な部分（たとえば，書字あるいは計算など）とできればその原因となっている能力の障害（視知覚障害など）を診断することが，良い対応につながるとされ，言語性 LD，非言語性 LD といった表現を用いることは少なくなった．また非言語性 LD とされていた子どもの多くが自閉スペクトラム症であったとの指摘もあり，診断は慎重にしなければならない．しかし，子どもの中には，自閉スペクトラム症でなくとも，非言語性能力が全般に低く，日常生活に支障をきたしているものもあり，その理解が必要なこともある．さらにどのような発達障害があったとしても，言語性能力が低いタイプか，非言語性能力が低いタイプか，差がないのか認識することは，適切な関わり方を考えるときに必要と思われ，子どもと関わる現場では，このような表現も有用と思われる．

2 疫 学

発達性読み書き障害についての報告では，アルファベット圏での有病率は，学童児の 5〜7％とされる．わが国では報告は少ないが，宇野らは，平仮名の音読，書字および片仮名の音読では 1％，漢字音読では約 5％と報告した．

3 原因と病態

生まれつきの脳の発達の問題であることは，他の発達障害と同様である．研究が進んでいる発達性読み書き障害については，音韻認識，言

語性短期記憶，呼称能力の側面がある「音韻処理障害」が主たる原因と考えられている．その他視覚認知障害，聴覚認知障害，小脳機能障害も指摘されている．脳機能イメージング研究からは後部読字システム（音韻処理にかかわる左側頭葉下部〜下頭頂小葉と単語形態の認識に関わる左下後頭側頭葉）の活動低下が推測されている．他の学習障害は，障害されている機能により異なった部位の活動低下が推測されるが，前頭前野やそれとネットワークのある大脳基底核，小脳の関与が推測される他の発達障害の合併頻度の高さを考えると，それらの部位と関連したネットワークの障害も考えられる．

4　症状および経過

①聞くことに難しさがある場合：聞いて理解することが難しい．また話を聞く時の注意の集中が持続しにくいこともある．したがって，二つ以上の指示や複雑な指示を聞き取ることが困難で話し言葉中心の授業内容が聞き取れない，少し複雑な会話になると理解困難などがある．

②話すことの難しさがある場合：事柄や順序を整理して話すことが苦手．自分の経験を説明することが苦手．（いつ，だれが，どこで，なにを，どうした，などの文脈構成上の基本的な要素が欠落するなど，人にわかるように話せない）．

③読むことの難しさがある場合：文字，単語や文を読んで正確に把握し，意味を理解することが難しい．声に出して読むこと，読んでいる箇所を把握していること（行を読み違えない）が難しい．しばしば綴字困難を伴う．

④書くことに難しさがある場合：字を読んで理解できるのに，書字能力が劣っている．すなわち，ひらがな，カタカナ，漢字が，左右，上下に反転したり，漢字の誤字が多かったり，文章を考えて書くことが苦手であったりする．

⑤計算や推論の難しさ：算数障害では，数の概念が身につかず，数系列の規則性を把握する

ことなどが困難で数に関わる問題を論理的に解決する力が乏しい，図形の特徴がつかめない，時計，単位が理解しにくい場合もある．

⑥その他，地図を理解できない，方向がつかめないなど，様々な推論が困難な場合がある．

5　併存障害と合併症

このような子どもは，一部の能力のみが劣っているので，周囲にそのことがわかりにくく，一部の能力が発揮できないのは，なまけているから，わざとやろうとしないなどと理解されていないことがある．また，不得意な部分が目立つために，知的発達全体が遅れていると誤解されることもある．このため，不適切な対応や教育のため，その子なりの能力が伸ばせないことも少なくない．また，本人の苦手意識のため，苦手な学習や作業を拒否するような二次的な問題も出てきやすい．

さらに，注意欠如多動症（ADHD），あるいは発達性協調運動症（著しい不器用さとバランスの悪さがある状態）が合併していることが少なくない．また，明らかな自閉スペクトラム症があれば単にLDであるとはいわないが，自閉スペクトラム症に近い対人関係の問題を持っているものも少なくない．

6　医学的な治療

学習障害そのものには，医学的な治療はないといってよい．ただし，著しい症状のADHDなどを併存している障害，また，適応障害による抑うつ状態などの二次障害のために，薬物治療を行うこともある．

▶文献
・日本精神神経学会（監修），高橋三郎，大野　裕（監訳）：DSM-5精神疾患の診断・統計マニュアル．医学書院，2014: 31-85.
・森永良子，中根晃（責任編集）：LDの見分け方—診断とアセスメント—．日本文化科学社，1997.
・石崎朝世：個性的な発達をする子どもたち．発達障害の理解，子どもの脳で何が起こっているか［基礎編］．科学 2001; 71: 729-732.
・稲垣真澄：学習障害．有馬正高（監修）．加我牧

子，稲垣真澄（編集）．小児神経学．診断と治療
社，2008: 433-439.

● 学習障害（≒限局性学習症）の
ことばの特徴

1 学習障害（≒限局性学習症）の
捉え方

　学習障害には，2つの異なる概念が存在す
る．大石（2001年）[1]は，学習障害の概念を整
理する上でこの2つの概念，医学的概念と教
育・療育的概念を区別して捉えることが重要で
あると述べている．医学的概念は，DSM-Ⅳや
ICD-10による定義であり，DSM-Ⅳには読字
障害，算数障害，書字表出障害，特定不能の学
習障害が挙げられている．すなわち，医学的に
は学習障害の範疇は文字言語における読み，書
きと，計算するという3つの領域に限定して
捉えられていると考えられる．いわゆる狭義の
学習障害であり，DSM-Ⅳの用語ではLearning
Disorderと表現されている．これに対し，教
育・療育的概念では，学習障害はLearning
Disabilitiesであり，話す，聞く，推論するとい
う領域を含むより広義の概念として捉えられて
いる．これは，軽度の発達の遅れがある子ども
達に対して，十分な教育的処遇をするために必
要な捉え方であったと考えられる．アメリカの
個別障害者教育法（Individuals with Disabilities
Education Act：IDEA）では，学習障害を7つ
の領域に分類している．『基礎的な読みの力』
『読解力』『算数の計算』『数学的推論』『作文表
現』『口頭表現』『聴覚理解』である[2]．広義の
学習障害概念はこれに近いと考えられる．ま
た，言語発達障害を根底に持ち学習につまず
いているものを言語学習障害（Language-based
learning disabilities：LLD）と位置付けて対応
するという考え方も報告されている[3]．なお，
前述のとおり，DSM-Ⅴでは限局性学習障害
（specific learning disorder）と名称が変わり，
診断基準・定義が修正されている．臨床現場に
おいて子どもと関わる者は，広義の学習障害概

念には，狭義の概念に基づいた場合には学習障
害とされない自閉スペクトラム症，言語発達障
害，注意欠如多動症の要素を有する子どもが含
まれている可能性があると認識した上で，指導
プログラムを作成する必要がある．

2 ことばや行動の特徴

　学童期の言語の問題は，説明・解説文の理
解，比喩の理解などの「意味面」埋め込み文
の理解・表出などの「統語面」，相手の様子に
よって単語を言い換える・質問するなどの「語
用面」にと広範囲においてみられる[4]．また，
「知覚統合面」の苦手さから，行動面や二次的
な問題を生じる場合が考えられる．

①幼児期に言語発達がやや遅めであったなどの
　生育歴がある学習障害児では，動作性指数が
　正常域であるのに比べ言語性がやや劣り，意
　味，統語，語用面の遅れを生じる可能性が考
　えられる．
②幼児期に自閉スペクトラム症の要素がみられ
　たタイプでは，統語面の遅れは顕著ではない
　が，意味面，語用面に問題を示すとされる．
③言語性に比べ動作性が劣るタイプでは，知識
　はあり理屈は適切で，やり方としては正しく
　わかっているが，実際場面では行動を開始す
　るタイミングや物と自分との位置関係などの
　コツがわからずにうまくできず，「口ばっか
　り」と低く評価されてしまうなどの不利益が
　みられる．
④ワーキングメモリーの弱さに起因すると思わ
　れる同時情報処理の苦手さがみられる．
⑤併せて不器用さが指摘されている．この同時
　情報処理の苦手さと不器用さ，空間的な認知
　の苦手さから，定規で線を引く，コンパスを
　用いる等算数の図形課題がうまくできないこ
　とがみられる．
⑥視覚情報を音声情報に変換することの弱さに
　よる呼称の反応時間の長さがみられる．

　このうち，①，②のような言語の意味面，統
語面の遅れが，読書を通じて文字言語から情報
を取り込む機会の少なさから生じていると考え

られる場合，読字・書字の指導を進める一方で絵を見せながら読み聞かせを行うなど，個々の子どもが得意な機能を活用して学習機会を確保すべきである．語用面についても指導の考え方は同様である．自閉性障害児に準じ，「相手の様子」とは「うなずいているかどうか」である等，やや不自然ではあるが具体化することが有効と考えられる．

3　代表的な指導法

　言語聴覚士による学習障害児に対する指導の報告は，発達性読み書き障害児の読字・書字の習得に対する指導が中心と思われ，言語面の指導や算数障害に関する報告は少ない．

　発達性読み書き障害を呈する子どもには音韻情報処理過程の障害と視覚情報処理過程の障害との関連が指摘されている[5]．発達性読み書き障害に対する代表的な指導法として，音韻意識を指導する方法やキーワード法が挙げられる．キーワード法は，音韻から文字を想起することが困難な児に対し，写字をする際に「『あ』は

あいすの『あ』」のように意味を介在することで文字想起を助け，書字学習を図るものである．主に視覚認知能力に依存する学習方法では意味を持たない1文字を想起することが困難である場合に有効であるとされる[6]．また，「あ」の書字想起の助けとして「十に『の』を書いて…」と形態を意味づけて説明する方法も報告されている[7]．いずれの方法も，聴覚的な記銘力を活用しており，聴覚的短期記憶が苦手である子どもに対してはかえって負担となる場合が考えられる．宇野ら[8]は，障害されていない情報処理過程を活用することの重要性を述べ，バイパス法という考え方を提唱している．また，聴覚的記銘力に優れた発達性読み書き障害児に対してパソコンソフトを用いて問題文を読み上げるという支援技術を導入することにより，情緒的安定を図るなど二次的な問題に対する取り組みも報告されている[9]．

▶文献
1) 大石敬子：第9章学習障害．ことばの障害

Column

「漢字が書けない…」学習障害のある男児の例　　　（湯汲 英史）

　学習障害に関しての相談で多いのは，理解力と比較して「字が汚くて読めない」「漢字が書けない」という子どもである．いわゆる書字障害，書字困難とされる子ども達である．

▶線描の発達
　子どもは2歳台で文字のように間隔を置いた「グルグル絵」を書くようになる．そして，縦線・横線（2歳）⇒○（3歳）⇒□（4歳）⇒△（5歳）⇒ひし形（6歳）と，手本を見ながら形が取れ，書けるようになっていく．直線，曲線，斜線は，漢字も含め書字には必須の基本線といえる．漢字も含め，字が書けない子は基本線がしっかりと書けなかったりする．

▶N君のケース
　N君は，漢字を一応書けるが，他の人にはまったく読めない文字だった．消しゴムでの消し方も下手で，誤った字が薄く残り，さらに読みづらくなって

いた．彼は「漢字のない国がいい」と話していたが，お父さんの転勤で小学校6年生のときにアメリカに住むことになった．「漢字がなくてよかったね」と話したが，アルファベットも漢字と同じでちゃんと書けず，教師から注意されていたとのことであった．

　その後帰国し，受験して私立高校に入学した．今も漢字は下手だが，小学校の時よりは上手くなり，読める字になってきた．

　N君もそうだが，書字が苦手な子では，母親から「だらしない」「自分で自分のことができない」など，生活全般に問題を抱えているという話をよく聞く．注意力も弱いようで，身の回りのことがちゃんとできない．書字には細かい注意が必要である．注意の問題が，生活全般も含め，書字に影響しているのかもしれない．

入門．西村弁作（編集）．東京：大修館書店，
2001: 208-226．

2）キャロル・ターキントン，ジョセフ・R・ハリ
ス：learning disability, LD・学習障害事典．
田中枝緒（訳）．竹田契一（監修）．明石書店，
2006: 146-161．

3）田中裕美子：言語学習障害・読み書き障害．音
声言語医学 2005; 46: 148-154．

4）大石敬子：第3章学童期の言語発達と評価．こ
とばの障害の評価と指導．大修館書店，2001:
40-55．

5）宇野　彰，金子真人，春原則子，ら：発達性読
み書き障害―神経心理学的および認知神経心理

6）杉下周平，川崎聡大，野崎園子，福島邦博：読
み書き障害を認めた軽度知的発達障害児一例．
言語聴覚研究 2006; 3: 66-73．

7）大石敬子，角野禎子，長畑正道：小児の読み書
き障害の1例．失語症研究 1984; 4: 683-693．

8）宇野　彰，金子真人，春原則子：学習障害児に
対するバイパス法の開発．発達障害研究 2003;
24: 348-356．

9）河野俊寛：支援技術を活用した支援によって心
理面の改善が認められた読み書き障害児の一
例．言語聴覚研究 2008; 5: 115-119．

学的分析．失語症研究 2002; 22: 130-136．

4 注意欠如多動症（ADHD）の 医学とことばの特徴

多動，衝動性，注意集中困難で，日常生活に著しい支障がある状態．早い時期か
らコミュニケーション力を育てることが大切．

―― 注意欠如多動症（ADHD）の医学…石﨑 朝世
―― 注意欠如多動症（ADHD）のことばの特徴…曽根 貴子

● 注意欠如多動症（ADHD）の医学

1 注意欠如多動症（ADHD）とは

　DSM-5 によれば，「複数の状況下における
著しい不注意，多動衝動性で，能力の発揮や発
達の妨げになっている状態」である．症状は
12 歳以下から現れているとされる．症状の強
さ，凹凸もさまざまで，複数の状況下で症状が
あるというところが重要である．

2 疫　学

　有病率は，子どもの約 5%，成人では約 2.5%
といわれている．

3 原因と病態

　原因は，一般的には生まれつきの脳の発達の
問題と考えられ，主にはドーパミン神経系，ノ
ルアドレナリン神経系とそれに関連した前頭皮
質前部帯状回，大脳基底核及び小脳の機能障害
が推測されているが，セロトニンなど他の神経
系関与の推測もされている．一卵性双生児の一
致率が 80〜90% であり，ADHD の子どもの親
や兄弟もしばしば同様の症状を有することか
ら，遺伝の関与が大きいと考えられている．前
頭前皮質や大脳基底核で活発なドーパミン受容
体やドーパミンが神経細胞に再取り込みされる
ことを促進するドーパミントランスポーターの
遺伝子に変異があるという研究がある．また，
前頭前皮質の認知機能に関連する α-2 受容体
やノルアドレナリン代謝の低下なども示唆され
ている．これらの変化により，それに関連する

神経系の機能が低下して症状が発現する．ま
た，受容体の過感受性も起こり一部の症状に関
与するとも考えられる．ときには，遺伝子の関
与ではなく，脳に同様な変化をもたらすことが
あるてんかん，出生時低体重，脳の外傷や腫
瘍など器質的な障害，代謝疾患による場合もあ
る．また，前述の神経系の活動は環境因子に
よって変化する部分があり，発達早期の変化
は，その後の脳の発達に影響する．したがっ
て，ノルアドレナリン，ドーパミン，セロト
ニン神経系などの発達に影響を及ぼすと考えら
れる乳児期からの愛情剥奪や虐待は，それだけ
で ADHD などの発達障害を引き起こす可能性
がある．また，症状の出方や強さは，小さいこ
ろからの対応や環境に影響を受ける．

　病態として，現在のところ，1) 実行機能の
問題，2) 報酬系の問題，3) 時間処理の問題と
いった三つの経路の問題と 4) 安静時に活性化
するデフォルトモードネットワークの切り替え
の機能の悪さが想定されている．

　1) 実行機能の問題のために，①心の中に情
報を溜め置き，それを引き出すこと（非言語的
ワーキングメモリ），②自己管理された発語の
内的投射（言語的ワーキングメモリ），③気分，
覚醒レベルの制御，④問題や行動を分析して新
しい行動や解決方法を再構築する能力，の低下
がある．

　2) 報酬系は，意欲，動機，学習の重要な問
題を持ち，欲求を満たしたときに「快」「満足
感」の感情を生み出す脳部位で，このような報
酬獲得のために行動調整を行う回路である．こ
の機能の低下では，少し先の報酬（遅延報酬）

を考えての行動調節ができず，実行機能の問題とも関連して，待つことができない，我慢ができない，といったことが起こる．

3) 時間処理の問題は，時間を考えて行動できず，実行機能の問題とも関連して，見通しを持って行動できにくいことや段取りの悪さと関係する．

4) デフォルトモードネットワークの切り替えの機能の悪さで，何か作業や学習を行っていても，それとは関係が少ない，様々なことを思い浮かべてしまう．

以上の病態が考えられていて，主に作用している脳部位が想定されている機能もあるが，それぞれが別々に存在するのではなく，脳の中でもネットワークを持ち，実際にも，それぞれが関連し合って，病状に繋がっている．

4　症状および経過

前述した様々な病態から，主要症状（多動性，注意集中困難，注意転導（気が散る），衝動性）の他，言われたこと，見たこと，経験したことを忘れてしまったり，課題や作業に必要なことを思い出せなかったりする．不適切におしゃべりをしたり，頭の中で言語化して考え，自らの行動を方向付けたりすることが困難となる．また，興奮したり，落ち込みやすかったり，置かれている状況に必要な覚醒レベルを保てない．そして，一つのことへ気力や動機付けを維持することができにくい．衝動的に頭に浮かんだ解決策をとってしまったり，一度課題でつまづくとあきらめてしまったりしやすい．また失敗して反省したつもりでも，同じことを繰り返してしまったりする．目の前の気持ちよさを選び我慢ができない，先のことを考えて行動できない，見通しを立てて行動できない，時間の管理が困難で，提出物も出せなかったり，学校などへも遅刻しがちだったりする．また，作業や学習に集中が必要な時でもほかのことを考えてしまったりして集中できず考えもまとまらない．その他，自己中心的な行動が抑制できなかったり，酷く反抗的だったりする子どもいる

る．こだわりや切り替えの悪さもあって，好きなことには熱中もしやすい．刺激へ過敏に反応する子もいる．これらの症状を理解して，子どもに適切な工夫をして関わることが必要とされる．

乳幼児期からの経過では，ハイハイのころからちょろちょろと動きが多く，見ているのが大変な子ども，乳児早期より過敏で泣くことが多かったり，睡眠パターンがつきにくかったりと育児が大変な子ども，反対に，歩くまではおとなしく，育児が楽と思えた子どもなど様々な乳児時代がある．そんな様々なタイプの子ども達も，歩行後まもなく多動性を見せてくる．歩き出したら，不安定にもかかわらず走ってしまう，勝手にあちこちと動き，追い掛け回すのがいつも大変といった具合である．自閉スペクトラム症の合併がなければ，こんな時でも，呼びかけには反応し，視線は合い，表情は豊かである．ことばの発達は多少遅れることがあり，このような子は指差しの開始も遅れ勝ちである．2歳近くになると衝動性が目立ってくることが多い．公園などで，他の子どもと関わる時など，他の子どもの持っているおもちゃを強引にとってしまったり，思い通りにいかないと言葉より先に手が出てしまったりなど，ヒヤヒヤする行動が目立ってくる．危険なところにも勝手にいってしまうので，親は目を離せないといったことになる．幼稚園に入るころ（3，4歳）は，座って話を聞くことや集団行動を必要とされるようになるが，じっとできずウロウロしたり，集団から離れ勝手なことをしてしまったりする．怒りやすかったり泣きやすかったり，うれしいと興奮しすぎたりと感情コントロールの難しさも目立つ．子どもらしい感情豊かな子と思ってもらえることもあるが，管理がしづらい困った子とされることが少なくない．会話をしても，すぐ話題が逸れ，自分勝手に話し出したりする．しかし優れた面にも注目したい．ADHDの子どもは，慎重とはいえないが，ADHDでない人が持たない実行力，注意が転導する中でのひらめき，発想力を持ち，情

緒がやや不安定ながらも豊かな感性を持っていることが多い．また，興味がないものへの集中は難しいが，興味があることへの集中力はしばしば人一倍のものを持っている．また，ADHDは他の発達障害と大きく違って，症状やその程度が状況や年齢でかなり変化する．小学校高学年ころになると問題が少なくなって周囲に適応していく子も少なくない．さらに大人になると，ADHDの特徴が残っていても，本人が自ら適した環境や適した職業を選ぶことができるようになり，のびのびと生活し，むしろ個性的な仕事で認められるようになる人も多い．すなわち，多くの場合，障害とはいえない状態になる．ただし，極端に自信をなくしたり，対人関係や自分の将来に大きな不安を持ったり，人間不信に陥ってしまったりすると，様々な情緒面の問題を起こすことがある．

5　併存障害と合併症

知的障害，学習障害の併存に注意が必要である．自閉スペクトラム症の存在はしばしば認め，自閉スペクトラム症の特性が目立つ子どももいれば，注意欠如多動症の特性が目立つ子どももいる．

適応障害から心理的な二次障害を起こしやすく，うつ状態など精神病的になったり，時には，反社会的人格を呈するようになったりする．また，様々な依存に陥いる危険もある．ただし，二次障害は予防可能である．

6　医学的な治療—薬物治療を中心に—

興味のないことには集中できない，落ち着きがない，何事にも興奮しすぎる，思い通りにいかないときなどじっくり考えないで怒る，気がつかないで迷惑行動をとり注意されて怒る，といった症状が著しい場合，多くに中枢神経刺激薬が有効である．ただ，食欲不振や不眠が起こったり，刺激に過敏やこだわりが目立つ自閉スペクトラム症がある方の症状を強くしたりすることがあり，これにも注意が必要である．また使用するには，処方を受ける人がADHD適

正流通管理システムへの登録が必要で，許可された医師のみが処方でき，許可された薬局のみが調剤できる．

選択的ノルアドレナリン再取り込み阻害薬は，24時間効果があるが，漸増が必要で，効果はゆっくり出て穏やかである．ときに攻撃性が増強，ときに悪心の副作用がある．ただ，二次障害とも思われる気分の落ち込みや時に合併する夜尿症の改善がみられることもあり，念頭に置いてよいかもしれない．中枢性α2刺激薬も24時間効果を示し，集中力の向上のほか，特に衝動性，易興奮性を軽減させることが少なくない．血圧や脈拍の低下には注意が必要である．そのほか過敏，興奮しやすさ，心理的な緊張に，少量の抗精神病薬，感情調整薬，漢方薬（抑肝散，柴胡加竜骨牡蛎湯など）を試みることがある．

ただし，中枢神経刺激薬，選択的ノルアドレナリン再取り込み阻害薬，中枢性α2刺激薬は6歳未満の使用は認められていない．

▶文献
・日本精神神経学会（監修），高橋三郎，大野　裕（監訳）：DSM-5 精神疾患の診断・統計マニュアル．医学書院，2014: 31-85.
・ラッセル A バークレイ．海輪由香子，山田　寛（監訳）：バークレイ先生の ADHD のすべて．VOICE, 2000.
・石﨑朝世：個性的な発達をする子どもたち．発達障害の理解，子どもの脳で何が起こっているか［基礎編］．科学，2001; 71: 729-732.
・林　隆：Triple pathway model と Functional connectivity, Dynamic connectivity からみた ADHD の病態と支援の視点に基づく薬物療法．児童青年精神医学とその近接領域 2020; 61: 278-288.

● 注意欠如多動症（ADHD）のことばの特徴

1　注意欠如多動症（ADHD）の概念

ADHD とは，多動，注意集中困難，注意の転導，衝動性といった症状があり，それが日常生活に著しく支障をきたすほど目立っている状態をいう．自らが ADHD の息子の母親である

メアリー・ファウラーは，著書「手のつけられない子　それはADHDのせいだった」の中でADHDの特徴を次のように述べている[1]．

「ADHDを持つ人たちには，はっきりとした特徴がある．よほど興味のある作業でなければ，すぐに飽きて注意を持続できない．とにかく「待つ」ということができない．考える前に行動に出てしまう．いつもがさごそ，もぞもぞと体を動かしているか，せかせか走り回っている．彼らは，持ち物も頭の中も整理整頓をできないので，一日中くたくたになるほど気を張っていなければ，大事な話を聞き逃したり，規則に違反したりしてしまう．

時間の感覚にも歪みがあるらしい．いつでも，まだまだ時間はたっぷりあるように思えて，直前になってからもう間に合わないことに気づいて慌てだす．だから締め切りに遅れるのはしょっちゅうだし，大事な仕事をしなければならない時に，他のことを始めてしまうことも多い」

ラッセル・A・バークレーによると，このような状態を示す背景には，行動抑制機能の発達障害，つまり，セルフコントロールの力の欠如があるという．人が何か行動するときは，まず考えてから実際に行動を起こすのが普通である．これをしたらどうなるか，どうすれば失敗しないでやり遂げることができるか，今まで失敗した経験があればそれはなぜだったのかなどを考え，うまくいくように段取りや方法を決め，それを忘れずに実行する．このようにして人は適切に行動することができるのだが，ADHDではそのために必要な力（これを四つの実行機能という）が障害されている．その結果，先に述べた多動，注意集中困難，注意転導，衝動性といった症状が引き起こされると考えられている．

2 ADHDのことばの特徴

① 四つの実行機能とことばの特徴

バークレーのいう四つの実行機能とは，1) 課題を遂行している間心の中に情報を留め置く力，2) 発話をコントロールする力，3) 気分や覚醒状態を制御する力，4) 行動を分析し新しい行動を作り出す力の四つの能力をいう．以下に，それぞれの能力の障害と子どものことばやコミュニケーション行動の特徴を述べる．

1) 課題を遂行している間，心の中に情報を留め置く力が弱い

この能力はワーキングメモリともいわれている．人から言われたことや見たこと，経験したことをすぐに忘れてしまう．そのため言いつけを守る，過去の失敗を活かす，物事の展開を予測して行動するといったことができにくい．

人の話や経験したことをすぐに忘れてしまうため，ことばでの質問応答が成り立ちにくく，大人がいろいろと質問しても答えられなかったり，まったく別の話を始めたりすることがある．われわれが会話をする時には，自分が話したことやその次に相手が話したことを覚えておき，さらに自分が次に言うべきことを考えて話している．しかし，会話を覚えていられなかったり集中して聞いていられなかったりするADHDの子どもは，その時何が話題になっていて，どこまで話が進んだのかがわからなくなってしまい，結果としてその時の話題と異なる発言をしてしまうことがある．また，大人が話す文が長すぎても会話はうまくいかない．「今日はどうやってきたの？　天気が悪くなりそうだね，自転車だったら帰りに雨にぬれちゃうかもよ」と，一つの発言の中に質問文とそれ以外の要素が複数あり，しかも質問文が発言のはじめにきている場合などは，大人が言い終わったころにはADHDの子どもは「今日はどうやってきたの？」という質問文は忘れて自転車のことで頭がいっぱいになってしまう．そのためその日は電車で来ていたとしても「自転車ってね，ママと乗るんだよ」などと答えてしまうのである．さらに，話していても何か子どもの注意をひくものがあるとそちらにばかり意識が向かってしまい話に集中できず，結果として話をきけなくなってしまうことも多い．

2）発話をコントロールする力が弱い

　ことばは，他者に向かって発せられる以外に，自分自身の思考をまとめるという役割を持っている．人は誰でも自問自答したり決めたことを自分に言い聞かせたりするときに，心の中で活発に言語活動を繰り広げている．この心の中での言語活動を内的言語とか言語の内面化と呼ぶ．幼児のうちはこの内的言語を実際に口に出していることが多く，思ったことをそのまますべてしゃべっていることがよくみられるが，成長するにつれてそれは次第に少なくなっていく．しかしADHDの子どもはかなり大きくなっても内的言語を口に出してしまうことが多い．その結果，言うべきでないことを言うべきでない状況で言ってしまったり，この心の中での内的言語そのものが乏しいため，思考をまとめられないといったことが起こってくる．

　ADHDの子どもは，活発でおしゃべりな子どもであることが多い．特に幼児期のADHDの子どもはひっきりなしにしゃべっていて，それが家の中であろうと外であろうと人がいようと親が電話をしていようとおかまいなしのため，親はひどく疲れてしまう．言いたいことがあるととにかくそれを言いたい！という気持ちでいっぱいになってしまうため，「ちょっと待っててね」と言われてもすぐにはおしゃべりが止められず，当然のことながら，迷惑そうにしているとか忙しそうにしているといった相手の状況を見て判断することはかなり難しい．会話には，相手と順番に，相手の話をさえぎらずに話すという暗黙のルールがあるが，ADHDの子どもはこのルールを守ることも苦手で，一方的に自分の言いたいことを言い，相手が何か言おうとしてもそれをさえぎって話し続ける．自分の話が終わると，たとえ自分から切り出した話題であっても，相手の話をあまり聞かずに次の話を始めてしまう．

　学齢期になると，内的言語を口に出してしまうことのトラブルが増えてくる．言わなくてもいい余計なひと言を言ったり，相手に対して失礼なことでも口に出したりして周囲と摩擦を生

じやすい．考えると同時にことばが口に出ているため，子ども本人にとっては意識的でもなく悪気もなく，むしろ相手の反応によりことの重大さに気づかされるのであるが，周囲から責めたてられることによりカッとなり事態をますます悪くさせることもある．思いついたら即行動のADHDの子どもは，授業中に指名されていないのに発言したり，問題を考える時に独り言を言ったりして，それが結果として授業の妨害となってしまうこともある．

　小学生になっても助詞の使い方や受動文，あげる―もらう，行く―来る，貸す―借りるなどのことばの使用に度々誤りがみられることがある．物事を順序立てて説明することも苦手で，何か学校でトラブルがあっても，何があったのかを子どもの口から正確に聞き出すのは難しいという経験をしている親や教師は多いであろう．

　ADHDの子どもが時に泣いたり暴れたりという年齢にそぐわない不適切な行動をしてしまうのは，怒りや恐れや不安や興奮など，感情の高まりをスムーズに言語化できないことにその一因があると考えられる．

3）気分や覚醒状態を制御する力が弱い

　このため，ADHDの子どもは怒りやすかったり，落ち込みやすかったり，興奮しやすかったりする．また，集中していなければならない場面でぼんやりしたり，時には寝てしまうこともある．

　一般に，ADHDの子どもはとても素直である．うれしい時は派手に喜び，楽しい時は興奮し，怒りを感じると激しく怒る．彼らはこのような気持ちの高ぶりをストレートに表現するが，ふとした拍子に視界に入ったものに注意を奪われ，急に態度が変わることがある．親にきつく叱られた直後に，何でもなかったかのように笑ってテレビを観ている子どもは，さっきまで真剣に叱られ，うなだれていたのにこの変わりようは何だと周囲を困惑させることもあるし，反対に，きっかけがなければいつまでも騒いでいて気持ちが切りかえられないこともある．楽しそうにしていても，何かに失敗したり失敗し

そうになると急にその場に寝転んでしまったり岩のように頑なになったりすることもある．また，声の大きさや話すスピードをコントロールするのが難しく，乗り物の中や病院の待合室など，静かにしなくてはならない状況でもうるさくしてしまう姿もよくみられる．ADHDの子どもでは，早寝早起きの生活リズムを安定させただけで症状がある程度改善することがあるが，睡眠不足や過度の疲労，身体的な不快感などが子どもの集中の持続や衝動性に大きく影響していると思われる．

4）行動を分析し，新しい行動を作り出す力が弱い

何か失敗してしまったとしても，なぜ失敗したのかを分析し，どの部分を修正すればいいのかを考えることが苦手で，その時頭に浮かんだ解決策を衝動的にとってしまう．その結果，同じ失敗を繰り返してしまいやすく，そのような失敗経験が重なることで容易にあきらめてしまうようになる．

ADHDの子どもは，自分の行動を振りかえることが苦手である．それは会話において順序立てて物事を説明することが苦手であったり，経験したことを忘れやすいといったことからもわかる．さらに，自分がこうしたら事態はどうなるか，相手はどのように思うか，といったことをシュミレーションしてみるということができないため，思いつきで行動したりものを言ったりして周囲を混乱させやすい．

② 乳幼児期について

ADHDは通常，子どもが幼稚園や保育園に入る4～5歳になって，指示をきかない，かんしゃくを起こす，他児に手をあげるなどの行動が多発し，集団生活に適応できないことから受診，診断を受ける場合が多い．よってそれ以前に診断がつくことはあまりないが，ADHDの子どもでは，指さしの開始やことばの発達が多少遅れることがあるという．他者の行動やことばかけに注意を払い，しかもそれを持続させることが苦手な子どもは，大人を含めた周囲の様子にあまり注意を払わず，気になるものに突進してしまう．そのため関わりの中でじっくりとことばを覚えていくことが苦手なのかもしれない．また，語彙が増えてもやりとりのルールにのっとって会話をすることができないため，双方向的なコミュニケーションが成立しづらいと考えられる．

③ その他のことばの特徴

これらはADHDの子どもに特徴的にみられる症状ではないが，合併する場合もある．

1）構音障害

「サ」が言えず「オサカナ」が「オタカナ」になったり，「ラ」が言えず「ライオン」が「ダイオン」になったりといった発音上の問題を構音障害という．（詳細はP40，第5節その他のことばの障害の医学とことばの特徴を参照）比較的早い段階で産生が可能となる音もそうでない音もあるが，通常は就学前には日本語の全ての音の産生が可能となるといわれている．それぞれの音が可能となるべき時期に獲得できない場合は構音訓練の対象となり，ことばの教室や言語聴覚士がいる病院や施設で指導を受ければ，たいていの場合は改善が可能である．ADHDに構音障害が合併している場合も例外ではなく，ADHDの子どもであっても構音障害は訓練により改善できる問題である．しかしADHDの子どもの場合はしばしば訓練自体に困難を生じる．具体的には，構音という極めて微細な口腔器官の動きを訓練することが子どもにとってはそう簡単ではないため，訓練に必要な集中力や注意力，イライラしないで取り組むという態度を形成・維持することがしばしば難しい．ADHDの子どもは不器用であったり，発達性協調運動症を合併していたりする場合があり，これも構音の修正を難しくしている一因であると考えられる．また，指導者の口元をよく見て，音を聞いてからやってみるという，手本→子どもという発話の順番が守れず勝手に発話してしまい，度々指導者に止められるなど，学ぶ態度が問題となることもある．一般的に構音訓練は4歳以上が対象となるが，ADHDの子どもの場合は，構音障害が日常生

活に及ぼしている影響やその子どもの発達段階を考慮し，あせらずに開始時期を検討する必要がある．また，訓練開始後も細かく評価を返し，上手にできたらすぐにほめること，子どもが集中して取り組める時間を考慮すること，飽きさせない工夫をするなど，その子どもに応じた配慮が必要である．

2）吃音

　発話がスムーズにできず，どもってしまう状態を吃音という．（詳細は P40，第 5 節その他のことばの障害の医学とことばの特徴を参照のこと）ADHD の子どもの吃音は，発達性協調運動障害を合併しているなどの運動面の弱さによって起こってくる場合もあるという．吃音は，どもりの状態をなおすのか，どもりのある自分を認めて自分のどもりとうまく付き合っていくかという両方の考え方があるといわれている．しかし，どちらにしても大切なことは，子どもが吃音のある自分＝ダメな，恥ずかしい自分というマイナスイメージを持たないように配慮するということである．家族をはじめとす

る周囲の大人があまり吃音に目を向けすぎず，本人を責めたり言い直しをさせたりせずに，ゆっくりとした話し方で関わっていくようにすることが大切である．吃音があっても子どもが話し手としての自信を持ち，よいコミュニケーションがとれるようにしていきたいものである．

▶引用文献

1）メアリー・ファウラー：手のつけられない子　それは ADHD のせいだった　MAYBE YOU KNOW MY KID．沢木　昇（訳）．扶桑社，1999: 24.

▶参考文献

・ラッセル・A・バークレー：ADHD のすべて．海輪由香子（訳），山田　寛（監）．ヴォイス，2000: 69-95.
・石﨑朝世（監）：多動な子どもへの教育・指導　ネットワークのなかで育む．湯汲英史，一松麻実子（編），明石書店，2001: 55-57.
・伊藤伸二：知っていますか？どもりとむきあう一問一答．解放出版社，2004: 52-57.

5 その他のことばの障害の医学とことばの特徴

ことばの遅れでは聴力障害にも注意．多くの構音障害は言語遅滞の回復過程の現象？　吃音は心理的な緊張と吃音への予期不安が関連．
── その他のことばの障害―医学的観点から―…石﨑　朝世
── その他のことばの障害の特徴…藤野　泰彦

● その他のことばの障害の医学

1 ことばの遅れ[1]

① 聴力障害によることばの遅れ

音や呼びかけへの反応が乏しい．乳児期では喃語の広がりも少ない．視覚情報にはよく反応し，表情は豊かで共感性はある．指さしあり．一般的に聴力検査で確定する．

② 単純性（特発性）言語遅滞

音や呼びかけへの反応は良好．表情は豊かで共感性がある．指さしあり．言語理解はおおむね良好で指示にも応じる．行動の問題もない．すなわち，言語表出以外の問題はない．しばしば3歳前後で急速に発達し，幼児期のうちに言語の問題はなくなる．normal variation（正常範囲）ともいえる．

③ 発達性言語遅滞

音や呼びかけへの反応は良好．共感性はある（自閉的ではない）．指さしは2歳台になってからなど遅れて出ることもある．全般的な知的能力には大きな問題はない．対人関係の苦手さ，情緒障害，多動，不注意，不器用など情緒や行動の問題も持っていることが多い．注意欠陥多動性障害の幼児期には，しばしばこのようなタイプのことばの遅れがある．発達性言語遅滞のうち，言語理解はおおむね良好で，発語が遅れるものは発達性表出性言語障害，言語理解が遅れているものは発達性受容性言語障害と分類されるが，理解が遅れているものは表出の遅れも目立ち，DSM-IVでは，これを受容－表出混合性言語障害，発達型と分類している．このように診断される子どもは，情緒や行動面の発達とともに，幼児期のうちに言語面の発達もみられ，明らかなことばの問題はなくなることが少なくないが，成長しても，言語性の能力に障害を残すこともある．

2 構音障害

構音障害は，発音の障害ともいえるが，その原因や病態は，下記の四つに分類される．

① 機能性構音障害

音声器官の器質的な異常，運動神経系の障害，あるいは，発音に問題を起こすほどの聴力障害がないにもかかわらず，発音が障害される場合をいうが，DSM-IV-TR（アメリカ精神医学会による精神疾患分類）では音韻障害（以前は発達性構音障害），ICD-10（世界保健機構による疾病分類）では特異的会話構音障害とされる．DSM-IVの診断基準では，

A：会話中，年齢とその地域のことばとして，発達的に期待される音声を用いることができないこと．

B：その音声産出困難が学業的，職業的成績，また，対人コミュニケーションを妨害している．

C：精神遅滞，言語運動または感覚器の欠如，または環境的不備がある場合，会話の困難は，これらの問題に通常伴うものより過剰である．

とされる[2]．単純性あるいは発達性言語遅滞の既往を持つものに現れることが多く，田中は言語発達遅滞の回復過程にみる現象ともいえると

した[3].

② 器質性構音障害

口蓋裂，口唇裂など口蓋，口唇，歯牙，舌など音声器官における形態上の異常があって生じるもの.

③ 運動(障害)性構音障害

脳性麻痺など，ことばの表出に関連する運動神経系の障害により，構音機構の筋制御が困難になって生じる.筋ジストロフィーなどの筋疾患もこれに含まれる.

④ 聴覚性構音障害(難聴と関連した構音障害)

一般に言葉は耳で聞いて覚えるが，聴覚に欠陥があることにより，それがうまくいかず，構音に反映されて生じる.

3　吃音症

正常な会話の流暢さと時間的構成の困難(その人の年齢に不相応な).以下の一つまたはそれ以上のことがしばしば起こることにより特徴づけられる(DSM-IV).
①音と音節の繰り返し.②音の延長.③間投詞.④単語が途切れること.⑤聴き取れる，または無言の停止(音を伴ったあるいは伴わない会話の休止).⑥遠回しの言い方(問題の言葉を避けて他の単語を使う).⑦過剰な緊張とともに発せられる言葉.⑧単音節の単語の反復.

原因は，脳性麻痺などの器質的な障害によるものと機能的な障害によるものとがある.多くは後者であるが，原因は明らかではない.家族性のあるものが25％あり，遺伝要因も推測される.吃音のひどさには，心理的な緊張とどもることへの予期不安が関連することが多い.

▶引用文献
1) 石﨑朝世：言葉の遅れ.外来でよく遭遇する症状と徴候.小児内科 2000; **32**(別冊)：538-542.
2) 高橋三郎，大野裕，染谷俊幸(訳)：DSM-IV-TR 精神疾患の診断・統計マニュアル新訂版.医学書院，2005.
3) 田中美郷(編著)：小児のことばの障害.医歯薬出版，1980.

▶参考文献
・宇野　彰(編著)：ことばとこころの発達と障害.永井書店，2007.

● その他のことばの障害の特徴

ことばの主たる表出方法は「書くこと」と「話すこと」であり，表出方法としての「話すこと」とは，音としてことばを産生することである.音としてことばを産生する段階で何かしらのトラブルが発生すると，ことばが聞き手に伝わりにくくなり，様々な支障が出てくる.「話すこと」の障害は，単独に現れることもあるが，発達障害等と合併することも珍しくない.本節では，発達障害と合併することが比較的多い「話すこと」の障害について概説する.

1　音の産生に関わる障害

本節では，機能性構音障害を中心に説明する.

① ことばの音を産生するメカニズム(図1，表1〜3)

通常，行われていることばの音を産生するメカニズムから整理していこう.

ことばの音の源は，肺から出される呼気である.この呼気が喉頭を通ることにより，有声音，無声音と区別される.これが発声の段階である.有声音とは，声帯が振動する音であり，無声音とは声帯が振動しない音である.またこの時に，音の高さも調節される.

喉頭を通過した有声，無声の音は，咽頭，口腔，鼻腔へ進む.ここが声道とも呼ばれる共鳴腔となり，母音それぞれの特徴や鼻音・非鼻音の区別が付加される.共鳴の段階である.口唇，舌，下顎の運動により共鳴腔が変化することで「あいうえお」の五母音が産生される.鼻音の際は軟口蓋が下がって鼻腔へ音が抜け，非鼻音の際は軟口蓋が挙上し，鼻腔への通り道がふさがれる.

そして，ことばの音を産生する最後の段階が構音である.口唇や歯茎など〈調音点〉で，破裂(呼気の流れを止め，直後に開放すること)

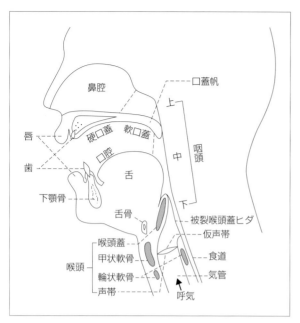

図1　構音器官
（財団法人医療研修推進財団（監修）：言語聴覚士指定講習会テキスト．医歯薬出版より引用）

表1　日本語の母音

舌高低位 （顎の開き） ＼ 舌前後位	前舌	中舌	奥舌
高（狭）	イ i	ウ ɯ	
中（半広）	エ e		オ *o
低（広）		ア a	

*口唇の丸め

（笹沼澄子（監），大石敬子（編）：子どものコミュニケーション障害．大修館書店より引用）
※表1，2，4は旧表記のまま

表2　日本語の子音

調音法 ＼ 調音点		両唇音	歯（茎）音	歯茎 硬口蓋音	硬口蓋音	軟口蓋音	口蓋垂音	声門音
破裂音	無声	p	t			k		ʔ
	有声	b	d			g		
摩擦音	無声	ɸ	s	ʃ	ç			h
	有声		z	ʒ				
破擦音	無声		ts	tʃ				
	有声		dz	dʒ				
弾き音	有声		ɾ					
鼻音	有声	m	n	ɲ		ŋ	N	
半母音	有声	w			j			

（笹沼澄子（監），大石敬子（編）：子どものコミュニケーション障害．大修館書店より引用）

や摩擦（呼気の通り道を狭めること）といった操作〈調音法〉が行われる．

　つまり，母音は声帯の振動を伴う有声音であり，共鳴の段階で特徴づけられ，産生される．子音，例えばサ行の /S/ は，歯（茎）と舌で呼気の通り道が狭められることにより特徴づけられ，産生される．

② 構音の発達（表4）

　ことばの音は，意図的な産生としては始語が出はじめる1歳前から始まる．獲得しやすい音と獲得しにくい音に差があり，また個人差も大きいといわれるが，小学校に入る6歳台になると，ほぼ全ての日本語の音を産生できるようになる．構音の発達段階においては，後述す

表3 日本語の音声記号表記

あ	い	う	え	お			
a	i	u	e	o			
か	き	く	け	こ	きゃ	きゅ	きょ
ka	ki	ku	ke	ko	kja	kju	kjo
さ	し	す	せ	そ	しゃ	しゅ	しょ
sa	çi	su	se	so	ça	çu	ço
た	ち	つ	て	と	ちゃ	ちゅ	ちょ
ta	tçi	tsu	te	to	tça	tçu	tço
な	に	ぬ	ね	の	にゃ	にゅ	にょ
na	ɲi	nu	ne	no	ɲa	ɲu	ɲo
は	ひ	ふ	へ	ほ	ひゃ	ひゅ	ひょ
ha	çi	ɸu	he	ho	ça	çu	ço
ま	み	む	め	も	みゃ	みゅ	みょ
ma	mi	mu	me	mo	mja	mju	mjo
や		ゆ		よ			
ja		ju		jo			
ら	り	る	れ	ろ	りゃ	りゅ	りょ
ra	ri	ru	re	ro	rja	rju	rjo
わ	を	ん					
wa	o	N					

が	ぎ	ぐ	げ	ご	ぎゃ	ぎゅ	ぎょ
ga	gi	gu	ge	go	gja	gju	gjo
ŋa	ŋi	ŋu	ŋe	ŋo	ŋja	ŋju	ŋjo
ざ	じ	ず	ぜ	ぞ	じゃ	じゅ	じょ
za	zi	zu	ze	zo	za	zu	zo
dza	dzi	dzu	dze	dzo	dza	dzu	dzo
だ	ぢ	づ	で	ど	ぢゃ	ぢゅ	ぢょ
da	zi	zu	de	do	za	zu	zo
	dzi	dzu			dza	dzu	dzo
ば	び	ぶ	べ	ぼ	びゃ	びゅ	びょ
ba	bi	bu	be	bo	bja	bju	bjo
ぱ	ぴ	ぷ	ぺ	ぽ	ぴゃ	ぴゅ	ぴょ
pa	pi	pu	pe	po	pja	pju	pjo

(本間慎治(編):改訂機能性構音障害．建帛社より引用，一部改変)

表4 日本語の音の獲得時期

年齢 (歳:月)	研究者 高木ら		野田ら		中西ら	
	名		名		名	
3:0〜3:5	10	w, j, m, p, t, d, g, tʃ, dʒ	50	j, b, m, t, tʃ		
3:6〜3:11	16	ɸ, n	50	p, k, g, ʒ		
4:0〜4:5	22	ç, h, k	50	h, ç, n, r	230	w, j, h, ç, p, b, m, t, d, n, k, g, tʃ, dʒ
4:6〜4:11	28		50	w, d	303	ʃ
5:0〜5:5	21	b	48	s	281	s, ts
5:6〜5:11	16	dz	50	ʃ, ts, z	270	dz, r
6:0〜6:5	20		50		380	
6:6〜6:11			30		225	
備 考	s, ʃ, ts, r は6歳半までには90％以上正とならない		ʒ と dʒ, z と dz は区別せずʒ, z としている		単語で，検査を目的とした音の初発反応による	

表の年齢は90％以上正しく構音される時期を示す．なお，拗音については除外した．
(本間慎治(編):改訂機能性構音障害．建帛社より引用)

るような音の誤りが出ることがあることも報告されている．

　また構音の発達は，ことばの理解と表出の発達と関係が深い．発達障害のある子どもはことばの理解や対人コミュニケーションに遅れや偏りがあることが珍しくないので，構音の発達に

も影響が出やすいと考えられる.

③ 機能性構音障害における音の誤り

1) 置換

　子音と母音からなる音節のうち，子音が目的の音ではなく，別の音で構音されること．例えば，ミカン［mikan］→ミタン［mitaN］

2) 省略

　子音と母音からなる音節のうち，子音が構音されないこと．例えばリンゴ［riNgo］→インゴ［iNgo］

3) 歪み

　前記の二点，いずれにも含まれない誤りで，日本語の音にないもの．構音機能が不十分なために起こる音の誤りの他，異常構音も歪みに含める．異常構音とは，構音の方法が正常と異なるための音の誤り．声門破裂音，鼻咽腔構音，側音化構音，口蓋化構音などがある．一方，置換や省略は，正常な構音の発達過程においても見られる音の誤りである．

④ 機能性構音障害への対応

　定型的な発達をしている子どもの場合，生活年齢が4～5歳になると，一般には訓練への適応があるといわれている．発達障害，特に知的障害等のある子どもの場合は生活年齢のみならず，全体の発達，そして言語の発達等も併せて慎重に検討する必要がある．しかし，構音が改善されることにより，幼い印象がなくなって周囲からの評価が上がったり，コミュニケーションがとりやすくなったりするケースも少なくない．発達障害のある子どもの場合，正常な音にはならなくても，短かく区切って話す等，話し方を指導することで，相手に伝わりやすくなることもある．

2 音の産生の流暢さに関わる障害

　「話すこと」において，ことばの音を年齢相応に正しく産生できないのが構音障害だとすると，正しく産生できないわけではないが，流暢に産生することに困難さを抱えるのが吃音といえるだろう．原因は不明であるが，素因説，環境説(学習説)，神経症説などいくつかの説がある．また吃音は，構音障害と合併することもあることが報告されている．

① 吃音のことばの特徴

1) 繰り返し

　話し始めの音を繰り返すこと．

　例：「こ，こ，こんにちは」

2) 引き伸ばし

　話し始めの音を引きの伸ばすこと．

　例：「こーんにちは」

3) ブロック

　ことばが出ずに，つまること．

　例：「…こんにちは」

表5　DSM-IV の吃音の診断基準

A．正常な会話の流暢さと時間的構成の困難（その人の年齢に不相応な）で，以下の1つまたはそれ以上のことがしばしば起こることにより特徴づけられる．
(1)音と音節の繰り返し (2)音の延長 (3)間投詞 (4)単語が途切れること(例：1つの単語の中の休止) (5)聴きとれる．または無言の停止(音を伴ったあるいは伴わない会話の休止) (6)遠回しの言い方(問題のことばを避けて他の単語を使う) (7)過剰な身体的緊張とともに発せられる言葉 (8)単音節の単語の反復(例："て，て，て，てがいたい")
B．流暢さの障害が学業的または職業的成績，または対人的意志伝達を妨害している．
C．言語－運動または感覚器の欠陥が存在する場合，会話の困難がこれらの問題に通常伴うものより過剰である．

高橋三郎, 染矢俊幸, 大野　裕(訳)：DSM- IV -TR 精神疾患の診断・統計マニュアル. 医学書院, 2003 より引用

これらことばに現れる変化の他に，心理面，身体面にも症状が現れることがある．

② 吃音への対応

幼児期からの対応が必要であるが，構音障害と同様，発達過程においてはどんな子どもにも吃様の症状が見られることがあるし，自然治癒する子どもも少なくない．子ども，特に幼児の場合は環境による影響が少なくないので，子どもと保護者，支援者と保護者の適切な関係づくりがまずは大切である．あせらず子どもの話を聞くよう努め，言い直しをさせない等の対応が原則となる．また，発達障害のある子どもの場合，口腔器官のコントロールの未熟さ，不器用さがあることも考えられる．このような場合には，動きの模倣などから舌や口唇のコントロール力を高めることが，発話の改善につながることもある．

3　その他

その他，発達障害と合併することのある「話すこと」の障害として，音声障害と場面緘黙がある．音声障害は，同じ年齢や同じ性別の声に比して，本人の声が著しく異なる障害であり，場面緘黙とは，家庭では普通に会話できても，園や学校など環境が変わると話せなくなる状態を指す．いずれも，専門機関で対応することが勧められる．

▶参考文献
・笹沼澄子（監），大石敬子（編）：子どものコミュニケーション障害，大修館書店，1998.
・医療研修推進財団（監）：言語聴覚士認定講習会テキスト．医歯薬出版，1998.
・阿部雅子：構音障害の臨床－基礎知識実践マニュアル－，金原出版，2003.
・本間慎治（編著）：改訂機能性構音障害．建帛社，2007.

Column

AAC について

（藤野　泰彦）

AAC とは，Augmentative Alternative Communication の略で，日本語では拡大・代替コミュニケーション，または補助・代替コミュニケーションと訳されている．音声言語，つまり話しことばに限らず，さまざまな手段を用いてコミュニケーションをとることと解釈してよいだろう．コミュニケーションに障害のあるさまざまな人に利用，また指導が行われているが，ここでは知的障害や自閉スペクトラム症のある子どもへの利用を中心に考えたい．

知的障害や自閉スペクトラム症のある子どもに用いられている AAC は，主にサインとシンボルである．サインは身ぶりを使って，シンボルは記号や線画等を使ってコミュニケーションを行う．シンボルで意味を取りにくい場合は，写真や絵カードなど，より具体的なもので構わない．買い物で使うのであればスーパーのチラシに出ている商品写真の切り抜きや実物のパッケージ，また外食先の候補を提示するのであれば，様々な外食チェーン店のチラシに印刷されたロゴマークなどが手軽に用意でき，子どもたちにも伝わりやすい．

サインとシンボルは，いずれも視覚的な情報という点で共通している．サインは身振りであり，特に道具等を使用しないので気軽に利用できる．しかし，運動面にハンディを抱えている場合には，表出できるサインが限られる恐れがある．また選択を促す場合などは，同時に複数提示できないため，シンボルのほうが利用しやすい．

シンボルは，前述したように複数を同時に提示できたり，コミュニケーションが成立するまで提示し続けたりできることが強みである．しかし外出先で用いるためには，シンボルを整理したコミュニケーションブックなどを持ち歩かなければならない．

現実的には，音声言語も含め，場面に合わせる形で併用していくのが現実的だろう．日常，頻繁に使う「トイレ」，「飲む（飲みたい）」などは，サインで覚えられると便利だ．また一語文～二語文を話す子どもでも，音声言語と併せてシンボルを提示すると，注目がよくなる．とくに集団指示の場合は効果が高いようだ．彼らに表出を促すこと（サインを模倣してもらうこと）も，比較的容易である．一方，おやつや食べたい物を選ぶ時は，シンボルのほうが便利．また 1 日のスケジュールのように，時系列に沿って複数の情報を提示する必要がある場合も，シンボルのほうが伝わりやすい．文字から意味を取れる子どもでも，本人の経験の少ないことや知らないもの，知らない場所などは，シンボルを併記するとよいだろう．

知的障害や自閉スペクトラム症のある子どもにサインやシンボルが有効なことは広く知られてきたが，ただ提示すればいいのではない．現実の場面とサイン，シンボルが対応していることや，大人が一方的にスケジュールを押し付けるのではなく，選択したり，大人に確認を求めたりするなど，子どもが表出手段としての活用する方法を伝えることが大切である．また本人の理解レベルを把握し，本人に合ったコミュニケーション環境を整えていくことが必要だ．

さて，サインやシンボルにはいくつか体系だったものがある．その情報の入手先を下記に挙げておく．

・マカトンサイン＆シンボル

　日本マカトン協会：〒 178-0063　東京都練馬区東大泉 7-12-16

　　　　　　　　　　旭出学園内

　　　　　　　　　　FAX　03-3922-9781

　　　　　　　　　　makaton.jp

・PCS

　PCS ガイド（書籍）：（株）アクセスインターナショナル

　　　　　　　　　　　http://www.accessint.co.jp/accessstore/

・PIC

　ピクトグラム＆コミュニケーション　http://pic-com.jp

第3章

「理解」と「関わり」の評価

統一評価法

本書の根幹をなすのが，これから紹介する評価表である（P60 に拡大表あり）．これまで指導を行う際に，保護者と子どもの状態について，共通に理解する必要を感じてきた．評価に当たっては，一般的には発達検査や知能検査を使う．しかし，これらの検査を使い，保護者と専門職が共通に子どもを理解するためには，検査についての一定の理解が必要となる．このことを保護者に要求するのは，難しいといえる．

さらには，知的障害のない自閉スペクトラム症や ADHD など，知的障害（知的能力障害）のない発達障害の場合，知能検査の結果がほとんど役立たない場合がある．現在の検査は，知的障害の有無については，ある程度の判別能力はあったものの，それ以外の用法には限界があるといえる．

そこで，新しい評価法を作成することになった．この評価法の第一次試案は，2005 年に作られた．その後 3 年間にわたり，1,000 名ほどの本人やご家族に適用し，二度の改訂を経て 2008 年版「評価法」（正式名称は＜（社）発達協会方式　評価と指導プログラム＞）が作られた．

【理解の特徴】聞いて理解（＝　＞　＜）　見て理解（サイン，絵，文字）
【関わりの特徴】話す（＝　＞　＜）サイン，絵，文字　【身体で覚える】（＋　ー）

[関わり]／[理解]	A ちょうだい で渡す	B 「〜して」 を実行する	C 「あとで」 で待てる	D 順番を守る	E 「勝ちたい」「うまくなりたい」「お兄さんになりたい」という思いがある	F じゃんけんの勝ち負け，あいこがわかる（3人以上）	G 教室の中でのルールや，社会のルールを守る	H 場面に合わせた行動をする	I 計画的な行動をする
0　音源定位：音や声に気づく	0-A	0-B							
1　何・誰がわかる	1-A	1-B	1-C						
2　二語文理解(場面依存ではない)	2-A	2-B	2-C	2-D	2-E				
3　三〜多語文理解(場面依存ではない)		3-B	3-C	3-D	3-E	3-F			
4　重文・複文理解(場面依存ではない)			4-C	4-D	4-E	4-F	4-G		
5　絵本・アニメの筋に興味を持つ				5-D	5-E	5-F	5-G	5-H	
6　伝言を理解・実行する					6-E	6-F	6-G	6-H	6-I
7　マンガなどを読んで理解する						7-F	7-G	7-H	7-I
8　他者の気持ちを推測し行動する							8-G	8-H	8-I

1　評価法の目的と構成 湯汲英史

目的

この評価法は，子どもの発達の状態を知ることともに，指導にあたる際の，適切な目標や指導課題，また指導の方法を知るために作られた．

構成

本評価は，「評価表」と「課題ボックス」の二つから成る．

　評価表は,

A)　発達の状態を知るためのもの(統一評価表)

B)　指導の際に考慮すべきことを知るためのもの(補助評価)

C)　不適切な行動をチェックするもの(不適切行動評価)

の三種類で構成されている.

　課題ボックスでは,指導課題と大まかではあるが指導法を紹介している.

子どもの特徴を評価する

　個々の子どもによって,ことばの発達には目立った特徴が存在する場合がある.例えば,ことばの理解でみられる,視覚優位型と聴覚優位型である.視覚優位型は,サインや絵,文字などの方がヒアリングよりも優位である.逆に,視覚刺激の意味理解よりも,ヒアリングの方が良好な聴覚優位型がある.

　ことばの表現でも,話すよりもサインや文字の方がスムーズに,また豊かに表現できる子どもがいる.

　記憶では,身体を動かすうちに自然に覚える子どもがいる一方で,なかなか運動を獲得できない子がいる.前者は,「手続き記憶良好タイプ」といえ,後者はその逆で記憶がよくないともいえる.なお,後者の中には,発達性協調運動症の子どもも含まれる.

　評価した後,実際の指導に入る際に,もしも理解や表現,あるいは運動記憶に極端な傾向があれば,それを把握していく必要がある.その上で指導しないと,時には行き過ぎた内容になることもあろう.

　逆に,子どもが得意な面,長所と思える力を理解し,それを使って指導効果を上げていきたい.本評価法では,そのような特徴を記す欄を設けている.

使い方

　統一評価法は,【理解(縦軸)】と【関わり(横軸)】の二軸で構成されている.子どもの状態を,それらの二軸に置かれた項目で評価し,課題ボックスを選ぶ.

　もしも,選んだ課題ボックスの当てはまり感が弱い場合は,周辺のボックスを参考とする.指導課題は,一つ,もしくは参考になるボックスの中から,一人ひとりに合わせて選ぶようになっている.保護者や,理解できる場合は本人と相談しながら適切な課題を選ぶ.

　補助評価,不適切行動評価も該当の場合は記録する.

2　評価表の特徴　　　　　　　　　　湯汲英史

二軸による評価

　【理解(ことばの力)】と【関わり(社会性)】の二軸によって評価する.

　多くの評価法は,言語や運動などの領域を軸におき,もう一方の軸には年齢を置いている.本評価表は,一つの軸を年齢ではなく,【関わり】とし,社会性の発達を置いた.このことで,一軸しかない評価法よりも子どもの全体像がわかりやすく,併せて,人によって生じやすい評価誤差が,二軸の方が少なくなることがわかった.

　なお,評価が簡単であるとともに,記憶に残るという評も受けている.

ただ各軸の項目には，解釈の余地があり，迷いも生じやすい．そこで，【理解】と【関わり】の各項目については，一応の基準を設けている(次項3 二軸の各項目における評価基準等で紹介)．

また，繰り返しになるが，評価が複数のボックスにまたがることがある．その場合には，近接する課題ボックスを参照してもらいたい．これまで，1,000名を超える子どもや人に適応してみて，うまく当てはまらない場合があることがわかっている．個々でみれば，さほど悩まずに理解と関わりの項目が当てはまり，課題ボックスが選択できる割合は，全体の7割程度と考えている．元々，個々を対象とする発達や知能検査とは違うと思っていただきたい．

個別課題設定時に，一定の目安を示す

評価表と課題ボックスは，専門職が本人や保護者とともに発達の評価をし，個別課題を設定する際に，一つの材料を提供するであろう．それをもとに，子どもに合った課題を考え，実際に行う方が，理解をベースにしたものだけに，有効で意欲もわくと思われる．

また次の課題も含め，今後の見通しが立てやすい．評価の仕方が簡便であることから，複数の専門職がアセスメントでき，その上で当てはまり感などを話し合うことができる．評価及び課題設定の際に，先輩職員などからの助言を受けられる機会ともなる．

なお，評価表や課題ボックスへの過剰な依存が生まれないよう，一定期間を置いて，見直しを図る必要がある．

指導の効果を測るものさし

評価表を使うことで，指導も効果を測定できる．評価表を使えば，指導効果をある程度客観的に説明もできる．指導の結果，子どもに成長がみられたら，指導の妥当性を証明することにもつながろう．

ただ，発達障害の中には，ことばの理解や表現に障害を持つ場合がある．社会性に，中核の障害があると考えられる子どももいる．このような子どもの場合は，目が見えない子に，見ることを期待し，指導するのに似ている．

前述したが，子どもの場合は，未熟と障害の見極めが難しい．未熟な場合には，指導によって効果は挙げられるが，障害の場合にはそうはいかない．

評価表はあくまで一つの手段であり，子どもの成長がうまくいかないことを裏付けるための道具ではない．適切な評価をもとにした指導は，子どもとの関わりも自然で有効なものになろう．そうであれば，たとえ評価表には現れなくても，子ども自身には成長があるに違いない．そういう意味では，ある子どもにとってはもっときめ細かい評価項目が必要であり，ある子には細かすぎる場合もあろう．

評価表を使いこなせるどうかは，大人の創意工夫や力量にかかっているといえる．

その他の領域

本書で，課題ボックスとして取り上げたのは，「言語・コミュニケーション(理解，表出，関わり)」領域のみである．

実際の＜(社) 発達協会方式　評価と指導プログラム＞には，他に

❶生活(食事，着脱，排泄・清潔，手伝い)
❷運動
❸認知・手指操作
❹発声発語・構音

❺作業

の５領域で構成され，それぞれに指導課題が設定されている．本書では，他の５領域については，一部を除き，ふれていない．

3　二軸の各項目における評価基準

　二軸における各項目の内容は，子どもの発達をベースに作られた．【理解】【関わり】ともに，その年齢の範囲は一般的な発達でいえば，おおむね０歳後半から８，９歳までである．言い換えれば，二軸の各項目に年齢が反映されているといえる．

　発達は，いうまでもないが順序性がある．発達障害では，例えばことばと社会性といった二つの領域で，その姿に差が大きくアンバランスがみられることもある．しかし，各領域で考えると，診断名の違いはあってもその順序には大きな差はないと考えている．

縦軸【理解】の各項目の評価内容，留意点と基準

0　音源定位：音や声に気づく

　評価内容：名前を呼ばれる「あー」と声をかけられて動き・行動を止めたり，振り向くことができる

　留意点：生活の流れや習慣でなく，声に対する反応ということがポイント．誉められる，叱られるにかかわらず，『声をかけられたこと』に反応していればよい．

　判断基準：保護者・指導者の声かけに対し，反応がみられればよい．

1　何，誰がわかる

　評価内容：物がいくつかある中で，「○○取って」と言われて，選べる

　留意点：音声言語だけでものを選べることがポイント．コップ，かばんなど身近なものでよい．

　判断基準：３語以上で，再現性がみられる．

2　二語文理解(場面依存ではない)

　評価内容：「ママの(パパの)お耳は？」と言われて，わかる．

　留意点：ママ，耳という２つの要素を聞いていなければ理解できない，場面非依存の二語文の理解がポイント．自分を含む２名以上の身体部位の中から選ばなければならない．

　判断基準：３／３ないし３／４回正しく指させる．

3　三〜多語文理解(場面依存ではない)

　評価内容：「冷蔵庫からイチゴのアイスを出して」「おもちゃを机の下の黒い箱に片づけて」などの指示に応じられる．

　留意点：３要素以上の情報を聞いて，正しく行動できる，場面非依存の多語文の理解がポイント．指示文は主語，述語(動作語)を除き３要素以上を含んでいること．行動の順序は誤っていてもよい．

　判断基準：おおむね２／３回程度

4　重文・複文理解(場面依存ではない)

　評価内容：①おやつの準備などで「○○ちゃんはジュースでママ(パパ)はお茶ね」と言われて，正しく準備できる．

　　　　　　②「連絡帳を出してからかばんを片づけて」などの指示に対して，いつもと違う順序で

も応じられる.

留意点：文中の単語の意味以外に，指示のことばの順序など文法的な理解ができていることがポイント．2 人以上の行動を区別している，または行動の順序について理解できていること．いつもの手順とは異なった指示に応じられること.

判断基準：いずれか 1 つについて，2／3 回連続して正しく行動できる.

5　絵本，アニメの筋に興味を持つ

評価内容：①好きな本のストーリーを順序だてて話せる.
　　　　　②絵カード選択課題で可逆文を理解できる.

留意点：複数の人物の行為について，行為者が誰であるか言語理解のみで区別できることがポイント．①は丸暗記，セリフのみによる説明は不可．「それから？」などの促しは構わない.

判断基準：いずれか一つについて達成していればよい.

①は起承転結，3／4 文を用いて説明する.

②は女の子，ねこ，ぞう×女の子，ねこ，ぞう＋おんぶする（1/6 選択）の絵カードで 4／4 ないし 5／6 程度.

6　伝言を理解・実行する

評価内容：①あげる，もらうを正しく用いて話せる.
　　　　　②伝言で，正しい内容を正しい相手に伝えられる.

留意点：立場による表現の違い，目に見えない要素（内容や目的）の必要性を理解し表現していることがポイント．②は，「○○に使うから○○を持って行く」「○○までに○○を終わらせる」など条件を正しく伝えられる．「どうして？」「いつまで？」など促してよい.

判断基準：いずれか一つについて達成していればよい.

①②について誤らずに用いる.

7　マンガなどを読んで理解する

評価内容：①自分の経験について，複数の人の気持ちを含んで状況を説明できる.
　　　　　②ソーシャルスキルトレーニングカード（SST カード）など状況を示した絵について，複数の人の気持ちを含んで状況を説明できる.

留意点：立場により感情が異なることを理解し，客観的に説明ができることがポイント．一方の立場にのみ有利な，偏った説明となってはならない.

判断基準：いずれか一つについて達成していればよい.

①②2 者以上の感情，因果関係が的確に表現できている.

8　他者の気持ちを推測し，行動する

評価内容：①「もし○○になったらどうする？」と聞かれ，促されなくても複数の可能性を考えて答える.
　　　　　②行き先や予定をメモに残さずに外出するとどうなるか，保護者がどう思うかがわかる．③SST カードなどの絵の内容について「どう思う？」と聞かれ，「○○君は○○したかったと思うよ」と説明できる.

留意点：未経験の行為について，結果を推測して行動できる．他者の感情を推測して，それに自分の行動を合わせられる．「それで？」「どう思ったのかな？」などの促しは構わない.

判断基準：いずれか一つについて達成していればよい.

適切な説明ができる．「いけない」「悪いこと」など善悪に 2 分したようなパターン的応答は不可.

横軸【関わり】の各項目の評価内容，留意点と基準

A　ちょうだいで渡す

評価内容：「ちょうだい」と促されて，指示に応じる．

留意点：大人が身ぶりをつけて声をかけても，持っているものを渡せればよい．興味のあるものは（自分がもっていたいもの）渡せないということがあるとしても，渡せるものがあればよい．関わる相手によって態度が変わってもよい．

判断基準：関係のできている大人とおおむね2／3回程度，達成できればよい．

B　「〜して」を実行する

評価内容：「〜して」と言われて，応じられる指示のバリエーションが増える

留意点：「寝て」「おきて」など，運動の指示や「おいで」「手はお膝」などの指示に一瞬でも応じられればよい．指示には身ぶりが入ってもよい．

判断基準：比較的よく使っている「指示」に，おおむね2／3回程度，応じられればよい．

C　「あとで」で待てる

評価内容：大人が近くにいる時に「あとで」で言われ，一定の時間，行動がコントロールできる．

留意点：やりたいものやさわりたいものが見えていても（教材，デザートなどが机上においてあっても），「あとで〜やろうね」と言われた時，触らずいられること，使いたいものを他の子が使っている時などに「おともだちのあとね」と言われて待つことができる．

判断基準：その場での数回の声かけで，コントロールできる，あるいは，あきらめられること，大人の管理のもとで，おおむね2〜3分程度，行動のコントロールができること．わかっているが行動が伴わない，という場合には，前段階と判断する．

D　順番を守る

評価内容：自分でルールがわかっていて，順番を守って遊ぶことができる

留意点：トランプやすごろくで，順番に配ったり，順番を意識して，参加できること．大人の声かけ「まだだよ」「順番だからね」などが，頻繁に必要ではないこと．

判断基準：大人がその場を離れても，行動がコントロールできる．大人がいても，頻繁な声かけを必要としない．

E　「勝ちたい」「うまくなりたい」「お兄さんになりたい」という思いがある

評価内容：自分なりの成功するイメージを持って，活動に取り組めること．

留意点：活動に全力で取り組む，自主的に練習するなど，うまくなりたい，という意欲がみられること．先生からほめられるから，○（シールなどのごほうび）が欲しいから，という外的条件があっても可．

判断基準：「赤ちゃんみたいだよ」と言われるのを嫌がる，宿題や習い事の練習や取り組みに対して，自発的な意欲，行動がみられる．

F　じゃんけんの勝ち負け，あいこがわかる（3人以上）

評価内容：じゃんけんがわかり，じゃんけんで決めるというルールを守れる．

留意点：2人での勝ち負けがわかるだけではなく，3人以上でも，理解できていること．ズルをしないで取り組むこと．

判断基準：3回のうちほぼ3回，勝ち負けの判断ができていればおおむね理解したとみなす．何かを決める時に，じゃんけんをしようと提案をするなどの行動がみられること．

G　教室の中でのルールや，社会のルールを守る

評価内容：大人の目や声かけがなくても，自分なりの判断で，集団のルールを守ろうとする

留意点：パターン的な行動であっても可とするが，逆に時間を指定，指示された時にもそれに従えるコントロール力は必要．

判断基準：寝る時間や，決まった時間のお手伝いや宿題などについて，自発的な行動を起こしていること．

H　場面に合わせた行動をする

評価内容：他人の家では自宅とは行動や振る舞いなどを変えるなど，場面・相手によって，態度や言葉遣いを変えられる（よい意味で）．

留意点：家の中でわがままで，家以外ではいい子，という「内弁慶」はこの段階ではない．

相手によって不遜な態度をとるなどは，段階Eの上達欲求との兼ね合いをみて，判断すること．「〜年生らしい」という振る舞いができることが必要．

判断基準：大人の話に割り込まない，他人の家で1時間程度は大人の話の邪魔をせずに過ごせるなど．

I　計画的な行動をする

評価内容：時間やお金の管理に関して，状況判断を含めた計画的な行動ができる．

留意点：お小遣いをためて，何かを買おうとしたり，少し先を見通し，状況判断をした上での行動が取れること．

判断基準：1日分くらいの時間的な計画，行動がとれること．1カ月間程度のお小遣いの上手なやりくりができること．

4　指導課題について
曽根貴子

言語・コミュニケーションの3領域

　指導課題は，「理解」「表出」「関わり」の3つの領域に分かれている．生後8カ月くらいの子どもはまだことばを話さないが，この頃になると指さしで自分の関心を大人に伝えたり，大人の指さしに気づいて指の先にある対象を見たりするようになる．この，相手と自分が同じものに関心を持つという状態を「共同注視」という．共同注視が成り立っている状態で，子どもは大人のことばかけを繰り返し聞き，その時見ている対象とことばを結びつけて意味を理解し，そして1歳後半くらいになるとことばによる表出ができるようになる．このように，普通は理解と表出の間には「わかってから言う」という順序性が認められる．理解と表出が育つ背景には，先に述べた共同注視のように他者の行動に関心を持ち，他者の関心を共有し，他者から学ぶという力が大きく関与している．これは，人と関わる力と言い換えてもよい．発達につまずきを持つ子どもの中には，この人と関わる力が弱いために，他者からの働きかけを受け入れられず上手に学べないということが少なくない．そこでこの評価表では，ことばの理解と表出に人との関わりを加えた3つの領域を，子どもの言語・コミュニケーションの発達の3領域とした．

それぞれの領域と指導課題

　評価表の「理解」「表出」「関わり」の3領域は，おおむね次のように区別される．

「理解」は，ことばを聞いてあるいは読んで理解することを指す．単語や文，物語などの意味の理解に加え，他者の気持ちの理解までを含む．「表出」は，話す，つまりことばを用いて発信することを指す．単語から文レベルまでの発話や質問応答形式での発話に加えて，他者意識の育ちが関係する対人場面での発話行為までを含む．「関わり」は，大人と一対一のレベルから集団のレベルまでにおけるコミュニケーション態度を指す．「表出」がことばを発する行為について述べているのに対し，「関わり」はことばの発信に限定しない，コミュニケーションの態度全般を指している．また，集団のレベル，つまり一対一よりもさらに高い社会性が求められる場面での態度を含んでいることが，「関わり」領域の大きな特徴といえる．わかっていなければ言えない，適切な関わりができなければ大人から学べない，学べなければわからないというように，この3領域はそれぞれ独立しているのではなく互いに影響しあっている．このため指導課題の中には，どの領域に含めるべきか意見が分かれるものも多く存在しており，それらは主に「表出」領域の下位分野質問応答と対人，「関わり」領域の対人意識に分類されている．

　評価表の各ボックスには，それぞれの領域ごとに目標となる指導課題が設定されている．子どもにふさわしいボックスが決定したら（ボックスの選び方についてはこの章の第1節および2節を参照のこと），保護者や，可能であれば子ども本人とも相談しながら，そのボックスの指導課題の中から子ども一人ひとりに適切な課題を選んで指導を行う．ボックスの中に適切な指導課題がない場合や，子どもの姿が一つのボックスにあてはまらない場合は，周辺のボックスを参考にして指導課題を決定する．

　以下，「理解」「表出」「関わり」の課題とその下位分類を簡単に述べておく．

理解課題
　理解課題は，その課題内容によりさらに5つの下位分野に分かれている．
① 基礎
　ことばをきいて理解するよりも前の段階の課題である．物と物との関係の理解，身ぶりの意味の理解などが含まれる．
② 語彙
　名詞がわかる段階から動作語，形容詞，対語と難易度が増し，上位概念語や前後，左右，上下などの位置を表すことば，「だんだん」「じっくり」などの副詞の理解までを課題としている．
③ 構文
　二〜三語文の理解に始まり，時系列のある文，複数の人物が関係する文，受動文，授受構文，使役文，関係節などがある．
④ 物語
　複数の場面で構成されるストーリーの理解が問われる．
⑤ 対人
　相手の喜怒哀楽に気づく，冗談を理解するなど，他者の視点に立った上での理解を指している．

表出課題
　表出課題は，その課題内容によりさらに6つの下位分野に分かれている．
① 語彙
　名詞や動作語を使って自分の要求を訴えるという初歩的な段階から，形容詞を使って自分の気持ちを言う，抽象的概念を他のことばで表現できるといった高度なものがある．

② 文発話

二〜三語文の表出にはじまり，助詞を正しく使用する，なぞなぞを言う，主語を含んだ正しい文の形で話すなどがある．

③ 説明

時間軸に沿った複数の文を言う，接続詞を使って話す，伝聞の表現，自分の考えをまとめて話すなどがある．

④ 質問応答

姓名や年齢などの変化の少ない事柄から，どこで？　いつ？　どうして？　といった疑問詞のある文，〜だったらどうする？　といった問題解決方法，仮定の質問に答えることを指す．

⑤ 対人

大人の真似をしてことばを言うことから始まり，お礼を言う，他者へ配慮したことば遣いをするなど，他者意識の育ちが大きく関係する分野である．

⑥ 身ぶり・AAC

ことばが出ない段階の子どもの場合は，身ぶりやAACなどの音声に変わる手段を用いた表出を促す．

関わり課題

関わり課題は，その課題内容によりさらに5つの下位分野に分かれている．

① 従命

大人の指示に従うという，基本的なやりとりのルールを指す．

② 対人意識

褒められると嬉しそうにするといった初期的な段階から，相手が喜ぶことを自発的にやるなどの他者の視点にたった段階までを含む．他者への意識の有無が問われる．

③ 見通し

予定を伝える，約束するなどの方法で見通しを持たせることにより，スムーズに行動できれば達成となる．

④ 自己抑制

待つことや，自他の区別をすること，気持ちに任せて勝手に行動しない，不満があっても行動に出さないなど，自己コントロール力に関する課題である．

⑤ 社会的ルール

様々なやりとりのルールに応じて行動できるかを問う．子ども同士の遊びのルールや社会的道徳的ルール，会話のルール，状況の理解などが含まれる．

5 補助評価と不適切行動評価 　　　　　　　　藤野泰彦

本評価法は，評価だけにとどまるのではなく，指導に活かすことを前提に作られている．また本書では言語・コミュニケーションの課題のみを取り上げているが，これ以外の生活，運動，認知・手指操作，発声発語・構音障害，作業についても評価に応じて課題が設定されている．そのため，評価の精度を上げ，より適切な指導ができるように補助評価と不適切行動評価を設けている．それぞれの表

(P59) 左側の軸が，「理解の軸」にほぼ，対応している．

評価をする上で配慮すべきこと

また本評価法は，担当者と保護者が相談しながら決め，共通見解を持てるよう，「わかりやすさ」も特徴の一つとなっている．しかし，補助評価は記憶量など，障害を直接的に示唆する恐れがあり，また不適切行動については保護者がナーバスになっている場合や，ケースによっては医療的な対応が必要なこともある．そのため，保護者と相談しながら評価すること，及び評価の記述については慎重さが求められる．一時的な行動や一部だけを強調する記述，また否定的な表現などは避け，子どもの行動を発達全体，生活全体の中で捉えることと，中立的な表現を心がけるべきである．

補助評価

補助評価は，指導の際に考慮すべきことを知るためのものである．

① 言語表現

評価ボックスは，「理解」と「関わり」の二軸で決めるため，表出の評価を補助評価で行う．言語表現の評価が「理解」の評価と差がある（例えば評価ボックスが 6-F であるのに，言語表現は 4 など言語表現の評価が低い）場合には，表出課題を設定するする際，言語表現の評価に対応する評価ボックス 4-C〜G も参照するなど，配慮が必要である．

② 記憶量

記憶量は主に復唱で評価する．ただし，1 の段階と思われる場合は，子どもの目の前で，おもちゃ等を複数あるカップや箱のうちひとつに隠し，どこに隠したかを当てられるかなど，心理検査にある方法を参考にしてほしい．

子どもの記憶量を把握しておくことは，適切なコミュニケーションを取るためにとても大切なことである．あたり前のことであるが，記憶量が 2 要素の子どもに 3 要素（三語文など）のことを話しても，十分に伝わらないことが多い．記憶量だけではなく，単語や疑問詞，構文の選択など，指導をする際には子どもがわかる伝え方を心がけたい．

③ 操作能力（物）

この項目は，手指のコントロール力を主に評価する項目である．言語・コミュニケーションの指導に直接，関わることは少ないが，書字を伴う課題を行う場合は，子どもに渡す紙が白紙で構わないか？　罫線が必要か？　マスが必要か？　また罫線やマスが必要であるならば，どのくらいのサイズにすればよいのかなど，この評価が参考になるだろう．

また評価ボックスに比して，操作能力の評価が低い場合は，一般にいう不器用な子どもであることが考えられる．不器用な子どもは，自分に自信が持てない，その結果，失敗に弱い，またすぐにふざけて真面目に取り組もうとしないなど，二次的な問題を抱えていることがある．課題を進める際は，本人が前向きに取り組み，自分に自信を持つことができるような配慮が必要になる．

不適切行動評価

この評価では，生活年齢と比すると，社会では受け入れられない行動を評価する．幼児が注意を持続させる時間が短いのは当たり前であるし，反抗期を迎えた子どもであれば予定の変更に対し，拒否することもあるだろう．発達上，一般的に見られる問題は除いて評価する．

また不適切行動は，学校では現れるが家では現れない，逆に学校では現れないが家では現れるなど，場面や関わる人が特定しているというように，環境に左右されることが珍しくない．具体的内容

の欄に，不適切行動の具体的な内容とともに，その発生する状況も記入しておくと，対応を考えやすい．

　行動の問題は，言語・コミュニケーションの評価・課題とは直接関係ないようにも思える．しかし，園や学校などの集団に適応していくためには，不適切行動は大きな妨げになる．そのため，子ども自身も困っているが，同様に保護者が抱える大きな悩みごとのひとつでもある．

　そしてその発生する状況に目を向けると，コミュニケーション環境が本人と合っていないことが原因と疑われることも少なくない．例えば，音声の指示よりも視覚的な情報のほうが理解しやすいのに，音声の集団指示しかない環境で本人が生活している場合などである．本人の「関わり」や言語・コミュニケーションの力を伸ばす一方，コミュニケーション環境の調整（前述の例の場合はサインや写真など視覚的情報の併用など）で，不適切行動が軽減することもある．行動の問題についても，言語・コミュニケーションに関わる専門職の視点を生かせる場面が少なくない．

① 自傷
　自傷に含まれるのは，手で頭を叩く，爪を噛む，手を噛む，傷を掘り返すなどである．自傷の種類ごとに発生状況が違う場合は，そのことも付記できるとよい．

② 他傷
　けがをさせないまでも，他人に手を出すようなことが続いているときは，記述しておくとよい．

③ 感情の脱コントロール
　不快なことがあった時，周囲から見れば些細なことでも，すぐ大きな声を出したり，泣いたりすることを指す．また笑うべきでない時に笑い出したて，止められなくなってしまう状態等も含める．

④ 奇声・声出し
　有意味語，無意味語を問わない．大人が注意すれば止められても，側に大人がいないと出していることが多いようであれば，記録しておく．

⑤ 注意の散漫
　全体指示に注目できない，また集中が持続する時間が年齢に比して短いこと．園や学校で先生の話の聞き渡らしが目立つ，着替えや作業中に途切れやすいことが続く時などに記入する．

⑥ 強迫行動
　決して満足するわけではないのに，手洗いを繰り返したり，着替をやり直したりすること．自閉スペクトラム症などにみられる「こだわり」行動とは区別する．

⑦ 固まる
　きっかけや原因は様々だが，歩行中に動かなくなったり，勉強中に手の動きが止まったりすること．

⑧ 予定変更への拒否
　買い物の行き先が変わる，急遽，遊びに行くことになったなど，本人の持つ見通し通りにスケジュールが進まなかった時に，気持ちの切り替えができないこと．泣いたり騒いだりする他，本人なりの理由を述べて動かないケースなど，拒否の仕方は問わない．

● **補助評価と不適切行動評価の表**

※補助評価は障害を示唆する可能性があり，慎重に評価すること

		補①言語表現	補②記憶量	補③操作能力(物)
0歳	I前	表現できず	記憶できず	
1歳	I	喃語または単語	記憶量(1)	コップをもって一人で飲む(あまりこぼさず)
2歳	II	二語文，助詞の使用	記憶量(2)二語文復唱	牛乳をコップに注ぐ
3歳	III	あったことを話す	記憶量(3)三語文復唱	一人で運動靴がはける
4歳	IV	したい事を言う	記憶量(4)4数詞復唱	普通の洋服の着脱ができる(ボタン，ファスナ)
5歳	V	「どうして」に答える	記憶量(5)5数詞復唱	雑巾をしぼれる
6歳	VI	経験したことを，感想をまじえて話す	記憶量(6)6数詞復唱	箸が上手に使える(細かいものをはさむ，こぼさない)
7〜8歳	VII	文字で経験したことを表現する	記憶量(7)7数詞復唱	爪きりができる
9〜10歳	VIII	グループ内で自分の意見を言う	同時に二つの作業をする	包丁が使える

不適切行動　□：チェック欄(1：しばしば　2：まれに)		
行動の内容	頻度	具体的内容
□自傷	(　1　　2　)	
□他傷	(　1　　2　)	
□感情の脱コン	(　1　　2　)	
□奇声・声だし	(　1　　2　)	
□多動・注意の散漫	(　1　　2　)	
□強迫行動	(　1　　2　)	
□固まる	(　1　　2　)	
□予定変更への拒否	(　1　　2　)	

［理解］と［関わり］で見る統一評価表

【理解の特徴】聞いて理解(＝＞＜)見て理解(サイン、絵、文字)
【関わりの特徴】話す(＝＞＜)サイン、絵、文字【身体で覚える】(＋ー)

［理解］＼［関わり］	A ちょうだいで渡す	B ［〜して］を実行する	C ［あとで］で待てる	D 順番を守る	E 「勝ちたい」「うまくなりたい」「お兄さんになりたい」という思いがある	F じゃんけんの勝ち負け、あいこがわかる(3人以上)	G 教室の中でのルールや、社会のルールを守る	H 場面に合わせた行動をする	I 計画的な行動をする
0 音源定位：音や声に気づく	0-A	0-B							
1 何・誰がわかる	1-A	1-B	1-C						
2 二語文理解(場面依存ではない)	2-A	2-B	2-C	2-D	2-E				
3 三〜多語文理解(場面依存ではない)		3-B	3-C	3-D	3-E	3-F			
4 重文・複文理解(場面依存ではない)			4-C	4-D	4-E	4-F	4-G		
5 絵本・アニメの筋に興味を持つ				5-D	5-E	5-F	5-G	5-H	
6 伝言を理解・実行する					6-E	6-F	6-G	6-H	6-I
7 マンガなどを読んで理解する						7-F	7-G	7-H	7-I
8 他者の気持ちを推測し行動する							8-G	8-H	8-I

60

第4章

指導課題と
その実際

0-A 音源定位：
音や声に気づく／ちょうだいで渡す

0-A の言語・コミュニケーション領域の課題を全て以下に示す．本文ではその中のいくつかについて解説する．

❶理　解　・基礎：物を持たせると，型はめをする，中に入れる，マッチングするなど，求められていること（意味）がわかる

❷表　出　・身ぶり・AAC：抱っこや指さしなどのような直接的な身ぶり表現で要求する

❸関わり　・対人意識：褒められると嬉しそうにする
　　　　　・対人意識：相手の手を引っ張って人を呼ぶ
　　　　　・対人意識：声の調子によって，ムードを察して動きを変えることができる（あーーっなどの大きい声に反応して，動きを止めるなど）
　　　　　・見通し：提示された量の課題に応じられる
　　　　　・対人意識：物を介してアイコンタクトが可能になる
　　　　　・従命：片づけができる

● 理解課題

▶ 物を持たせると，型はめをする，中に入れる，マッチングするなど，求められていること（意味）がわかる

はじめの段階としては，ごみを渡してごみ箱に捨てさせるなど，一対一の物と物との関係を学ばせる．この課題を達成するには，子どもの側に，ごみはごみ箱に捨てるものであるという知識や経験が必要である．そのためには，髪をとかす，口を拭く，お片づけをするなど日常生活のいろいろな動作をする時に，子どもに語りかけたり道具をよく見せたりしながら，その動作や物に子ども自身が積極的に関わっていけるように配慮していくことが望ましい．あるいは，このような日常生活動作に関わるものだけでなく，型はめや玉入れなどのようなおもちゃを使ってもよい．次の段階は，子どもにコップを持たせ，机にもコップとお皿を置いておき，子どものコップを机のコップの上に重ねさせる（図1）．子どもは，自分が手にしているコップと，机の上にあるコップとお皿を見くらべ，同じもの同士に分ける作業をしなくてはなら

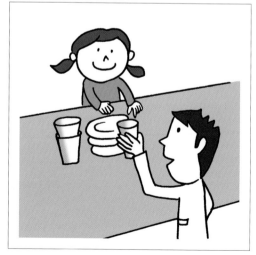

図1　コップとお皿を上に重ねさせる

	0：音や声に気づく						
0-A	0-B						
1-A	1-B	1-C					
2-A	2-B	2-C	2-D	2-E			
	3-B	3-C	3-D	3-E	3-F		
		4-C	4-D	4-E	4-F	4-G	
			5-D	5-E	5-F	5-G	5-H
				6-E	6-F	6-G	6-H	6-I
					7-F	7-G	7-H	7-I
						8-G	8-H	8-I

A：ちょうだいで渡す ── 0-A

ない．これは一対複数の物と物との関係の学習である．さらに次の段階では，大人がコップを持っておき，子どもには，机の上のコップとお皿の中からコップを選ばせる．子どもは，複数の物の中から，大人が持っている見本と同じものを選ばなくてはならない．はじめは二つの物の中から一つを選ぶというレベルで行い，徐々に選択肢の数や種類を増やしていくとよい．

● 表出課題

▷ 抱っこや指さしなどのような直接的な身ぶり表現で要求する

抱っこしてほしい＝大人に向かって両手をのばす，欲しいものがあるが自分では取れない＝対象物に向かって手をのばす，あるいは指さしをする，というような，身ぶり表現での要求をさせる．例えば，大人が子どもを抱っこしようと手を差し出すと，子どもは抱っこされやすいように両手を少し上げて大人へ向かって両手をのばす．この時すぐに抱っこせずに，数秒待って，「抱っこね」とか「抱っこ，しようか」と声をかけてから抱き上げる．これを繰り返すことで，両手を大人に向かってのばすと抱っこしてもらえるということを子どもに経験させ，大人が抱っこしようとする時だけでなく，子どもが抱っこされたいと思った時に，子どもが自分から大人に向かって両手をのばすことで，抱っこしてもらえるということを教える．このように，要求を伝えるための手段としての身ぶり表現を使用できるようにしていく．この段階では，大人が手本をやってみせて教えるのではなく，子どもの自然な動作を捉え，その動作を繰り返し経験させ，場面にあったことばかけをし，子どもの身ぶり表現として位置づけていくとよい．

● 関わり課題

▷ 提示された量の課題に応じられる

ピースのたくさんあるパズルやビーズ通しなど，少し多めの量であっても，これだけやろうねと言われたことをやりとおせる力は大切である．パズルは，はめていけば減っていくのが見てわかるので，見通しも立てやすい．ビーズなども，お皿やカゴなどを用意し，その中に決まった量を入れて，これだけ入れようね，と伝え，通していくように促す．量が多くても励まされながらでも，できるようにしていく．終わったら，「ぜーんぶできたね」「最後までがんばってえらかったね」などと，できたことを十分に褒めるようにする．

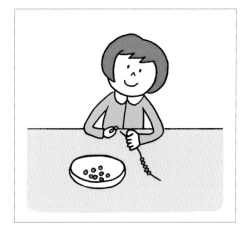

0-B 音源定位： 音や声に気づく／「〜して」を実行する

0-B の言語・コミュニケーション領域の課題を全て以下に示す．本文ではその中のいくつかについて解説する．

❶理　解
　・基礎：物を持たせると，型はめをする，中に入れる，マッチングするなど，求められていること（意味）がわかる
　・基礎：身ぶりや写真・シンボルを見ると何をすればよいかがわかる

❷表　出
　・身ぶり・AAC：“一本橋コチョコチョ”のような繰り返しのある遊びにおいて，「もう１回」を要求して，手を差し出す
　・従命：片づけができる

❸関わり
　・見通し：提示された量の課題に応じられる

● 理解課題

▶ 身ぶりや写真・シンボルを見ると何をすればよいかがわかる

　大人が「ねんねしよう」と言って両手を合わせて頬につけ，体を傾けてみせると，子どもは大人と同じように体を傾け，寝転がろうとする．「おてて，洗おうね」と言って手をこすり合わせてみせると，子どもは自分の手を同じようにこすり合わせたり，洗面所へ行こうとしたりする．物だけでなく大人の動作にも注目し，動作の意味がわかるようになると，子どもは，大人の動作を見るだけで次に何をするのかがわかるようになる．実際にベッドの上に連れて行ったり水を出したりしなくても，大人の身ぶりによって「寝る」「洗う」といった意味がわかるのである．このためには，日常生活において，大人が物の使い方や動作を子どもによく見せるように配慮しておくことが大切である．例えば，歯を磨くときに，何も言わず何も見せずに歯ブラシを子どもの口に入れるのではなく，歯磨きの身ぶりをしながら「歯磨きしようか」と声をかけてから歯ブラシを取りに行き，歯ブラシを子どもに見せ，「歯磨きするよ」と声をかけてから歯磨きを始めるようにするとか，子どもに自分で歯ブラシを持たせてみるというふうに，子どもが物や動作に注目しやすいように働きかけるのである．さらに，離れたところから物を取ってきて大人にわたす，大人に物を食べさせる，大人の髪の毛をブラシでとかすなど，大人の身体に対して物を扱う経験を多くさせると，大人の身ぶりの意味を理解しやすくなる．

（注：身ぶりの代わりに対象となる事物の写真や，シンボルなどを使ってもよい）

● 表出課題

▶ “一本橋コチョコチョ”のような，くり返しのある遊びにおいて，「もう一回」を要求して，手を差し出す

　子どもの手のひらを上に向けて大人に差し出す形を介助で作りながら，“一本橋コチョコチョ”を

— 0：音や声に気づく

B：「〜して」を実行する —

0 A	0-B							
1-A	1-B	1-C						
2-A	2-B	2-C	2-D	2-E				
	3-B	3-C	3-D	3-E	3-F			
		4-C	4-D	4-E	4-F	4-G		
			5-D	5-E	5-F	5-G	5-H	
				6-E	6-F	6-G	6-H	6-I
					7-F	7-G	7-H	7-I
						8-G	8-H	8-I

くり返し行う．何度か遊んだ後，♪階段のぼって……で一度中断して待ってみる．そうすると，子どもが「アレ？　おかしいな？」といった顔で視線を合わせてくることがある．子どもはこのとき，次にくるコチョコチョを予想し，期待して待っている．子どもと視線があったらすぐにコチョコチョをし，子どもの期待に応える．このように，何度か同じ遊びを繰り返すことにより，子どもは次にこうなるという展開を理解し，期待して待つようになる．いったんコチョコチョが終わった後，今度はすぐに遊びをくり返さず，しばらく待ってみる．子どもがもう一回遊んで欲しくて自ら手を出してきたら，「もう一回ね」と声をかけて遊ぶ．可能であれば，「もう一回ね」と声をかけるときに，人さし指を一本立てて子どもに見せ，子どもが指を真似することができればさらによい．（このとき，指の形は多少崩れていてもよい）子どもは，人さし指を立てることが「もっとやって」という意味の身ぶりであることを学ぶかもしれないからである．"一本橋コチョコチョ"や高い高いなどの身体を使った遊びは，簡単に何度もくり返し経験できるのが強みである．くり返し同じ経験をすることが，学びの第一歩である．

● 関わり課題

▶ 片づけができる

「片付けなさい」とだけ言われても，この時期の子どもはまだ何をすればよいのかがわかっていない場合が多い．おもちゃ箱などを用意し，そこに「持って」「いれる」「しまって」などの違うことばでもよいので，おもちゃを持って箱の中に入れるように促す．何を言われているか，よくわからないようであれば，「持って」「入れて」「お片づけ」と声かけを変えてみる．手を取って一緒に持ち，中に入れてしまってもよい．添える手の力を少しずつ弱くしていったり，子どもがおもちゃに手を伸ばすところだけは手伝うけれども，そのあとの入れる動作は，手に触れるか触れないかくらいで，動きの方向だけを誘導するようにしたりと，段階的に手伝いを減らすようにしていく．歌が誘導に使える子どももいる．

たくさんのものを出して遊んだ場合には，全部を子ども一人に片づけさせるのは大変である．大人も「いれて」「いれて」といいながら，一緒におもちゃを片づけていく（図1）．その時に，最後の1個か2個は子どもに入れさせるようにして，「片付け終えた」実感を得られるように配慮する．

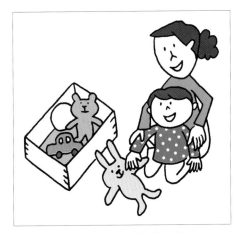

図1　はじめは大人も一緒に片づける

1-A 何・誰がわかる／ちょうだいで渡す

1-A の言語・コミュニケーション領域の課題を全て以下に示す．本文ではその中のいくつかについて解説する．

❶理　解　・語彙：入れ物などの視覚的なヒントがあれば，名詞理解の課題に応じる
❷表　出　・身ぶり・AAC：これなーに？　と絵や物を見せられて，身ぶりやシンボル，ことばなど
　　　　　　　　で答える
❸関わり　・対人意識：声の調子によって，ムードを察して動きを変えることができる（あーーっなど
　　　　　　　　の大きい声に反応して，動きを止めるなど）
　　　　　・対人意識：物を介してアイコンタクトが可能になる

● 理解課題

▶ 入れ物などの視覚的なヒントがあれば，名詞理解の課題に応じる

　「ぼうし，とって」といわれても，帽子の実物や絵カードを手に取ったり帽子の絵を指さしたりして答えられない場合は，子どもが「（対象となるものを）選ぶ」という状況が理解できていない可能性がある．このような時はまず，何か一つを選ぶという状況を子どもに理解させなくてはならない．

　はじめは，子どもの前に帽子を置き，大人が指さしをしながら「（これを）とって」と言い，子どもに取らせることからはじめる．これができるようになったら，子どもの前に帽子と何か別のものを置き，「ぼうし，とって」と指示し，帽子を選ばせる．これができたら帽子と何か別の物を二つ置き，全部で三つの物の中から一つの物を選ぶようにする．この時子どもの利き手側に帽子を置いてしまうと，指示を聞いた上での行動なのか，あるいはたまたま指示通りの物を手に取っただけなのかがわかりにくくなるため，注意が必要である．それでも子どもが対象を選べない場合は，同じ物を二つ用意し，「とって」と言う時に見本として目当ての物と同じ物を子どもに見せ，見本と同じ物を選ぶという状況を理解させる．あるいは，取った物を載せるトレーや，絵カードを入れるポスト（図1）を用意し，「とって」と指示された物をトレーに載せたり，絵カードをポストに入れたりという操作を，大人が手を添えて教えるとよい．このように，「○○とって」とか「○○どれ？」ということばだけの指示ではなく，なんらかの物の操作という要素を取り入れることが，子どもにとっては選ぶという状況を理解する手がかりになる．

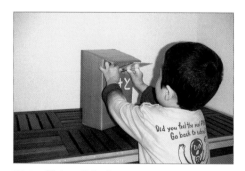

図1　絵カードをポストに入れる

1：何・誰がわかる

A：ちょうだいで渡す

0-A	0-B							
1-A	1-B	1-C						
2-A	2-B	2-C	2-D	2-E				
	3-B	3-C	3-D	3-E	3-F			
		4-C	4-D	4-E	4-F	4-G		
			5-D	5-E	5-F	5-G	5-H	
				6-E	6-F	6-G	6-H	6-I
					7-F	7-G	7-H	7-I
						8-G	8-H	8-I

● 表出課題

▶ これなーに？と絵や物を見せられて，身ぶりやシンボル，ことばなどで答える

　ここでは，「これなーに？」という文章の理解を問うのではない．何かを見せられて，その物の名前を言うことが求められているという状況の理解や，自分が知っていることを相手に伝えて褒められたいといった気持ちがあるかどうかが重要である．子どもが物の名前を知っていると思われ，日常的には自分からその単語を言うことがあるのに，「これなーに？」ときかれると言えないという場合は，前述の状況理解ができていない，または恥ずかしさがあると考えられる．子どもが恥ずかしがっている場合は，多くの場合は時間が解決してくれるため，あまりしつこくたずねる必要はない．しかし過度に発言を恥ずかしがったり，理解はしているがことばで言えないという場合は，「これなーに？」に対し帽子なら頭にかぶる，おやつなら手を口に持っていく，時計なら壁掛け時計や大人の腕時計を指さすなど，身ぶりやサイン，シンボルなどの音声以外の手段を使って働きかけに応えるように教えていく．状況の理解ができていない子どもの場合は，「これなーに？　…○○ね」と，大人が答えの見本を示し，「○○」と答えることを促していくとよい．

● 関わり課題

▶ 声の調子のよってムードを察して動きを変えることができる
（アーーーーッなどの大きい声に反応して動きを止めるなど）

　危ないことや，触ってほしくない場所など，何かいけないことをしようとしている子どもに向かって，「やめて」「あぶない」などの言葉を感情をこめて伝えることをくり返していく．はじめのうちは行動が止まらないとしても，近くにいて行動を止めながら，「ダメよ」とか「いけない」ということを伝えていく．これらがなんとなくわかってくると，「アーー」とちょっと大きめの声で言った場合に声に込められたムードをつかんで，行動が止まるようになることが出てくる．どのようなことばをかけられたかという意味をつかむ前に，むしろ声の調子を察知して，行動をとりあえず止めるということを教えていく時期である．また，行動が止まった後には，何をすればよいかを伝えることも忘れないように心がける必要がある．

1
A

1-B 何・誰がわかる／「～して」を実行する

1-B の言語・コミュニケーション領域の課題を全て以下に示す．本文ではその中のいくつかについて解説する．

❶理　解 ・語彙：同じカテゴリーの物ばかりの中でも，名詞が音声で理解できる
❷表　出 ・対人：「ちょうだい」と言ってごらんと言われて，真似して言える(「だい」のみでもよい)
　　　　 ・対人：呼名に応える(返事．「あ」や挙手のみでもよい)
❸関わり ・見通し：提示された量の課題に応じられる
　　　　 ・対人意識：要求を表現する手段がある
　　　　 ・自己抑制：10 カウントがわかる
　　　　 ・自己抑制：「待って」と言われて教材に手を出さないでいられる
　　　　 ・従命：日常的なことばの指示に応じる(例：「とってきて」など)

● 理解課題

▶ 同じカテゴリーの物ばかりの中でも，名詞が音声で理解できる

　物の名前がわかるようになっても，はじめは犬も猫も馬も 4 本足の動物はすべて「ワンワン」だと思っている子どもは多い．このように，物の名前がわかりはじめた段階では，その子どもにとって，一つのことばが意味する範囲が，日本語一般よりも広い場合がある．同じ動物だけれども大きさや耳や鼻の形が違う，同じ乗り物だけれども色や形が違う，同じ飲み物だけれども味や色やパッケージが違うというように，それぞれを区別していけるとよい．そのためには，身ぶりで違いを表現してみせたり，幼児語（擬音語や擬態語を多く使う）を活用したりするのが有効である．同じカテゴリーの物を多く集めてある幼児向けの絵本（図 1）なども利用するとよいだろう．絵本を見ながらいろいろな動物の鳴き声をまねたり，乗用車はブーブー，救急車はピーポー，消防車はウーウー，のように乗り物の音を表現したりすると子どもにとってわかりやすく，楽しい雰囲気で学ぶことができる．市販の音の出る絵本などもよい．

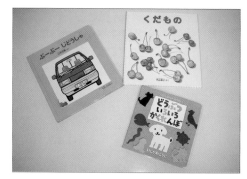

図 1　乗り物，くだものの絵本

● 表出課題

▶「ちょうだい」と言ってごらんと言われて，真似して言える(「だい」のみでもよい)

　ここでは，「言ってごらん」とことばを発することを求められたときに，大人の真似をして言えるということが重要である．この「言ってと言われて，言う」というやりとりができるようになると，

1：何・誰がわかる

B：「〜して」を実行する

0-A	0-B							
1-A	1-B	1-C						
2-A	2-B	2-C	2-D	2-E				
	3-B	3-C	3-D	3-E	3-F			
		4-C	4-D	4-E	4-F	4-G		
			5-D	5-E	5-F	5-G	5-H	
				6-E	6-F	6-G	6-H	6-I
					7-F	7-G	7-H	7-I
						8-G	8-H	8-I

日常生活のいろいろな場面で真似してことばを言わせることが可能となり，物の名前が言えるようになるだけでなく，いつ，どのような場面で言えばよいのかも学ぶことができる．あいさつのことばや，「ありがとう」「ばいばい」といったやりとりのことばも真似して言えるようになり，子どもが発することばがぐっと増えてくる．ことばを真似をさせるのが難しい場合は，ことばを言うことにこだわらず，「バイバイ」の時に手を振ることや，「ヤッター！」という時のハイタッチなど，まずは動きを大人と一緒にさせるように介助していくことからはじめるとよい．また，この段階では「ちょうだい」が「だい」と省略されたり，うまく言えない音があって「ちょうだい」が「おーあい」になったりしても構わない．正確に言うことよりも，真似して言おうとしていることが重要であるので，言い直しをさせたり必要以上に繰り返したりせずに，言えたらすぐに褒め，欲しがっていたものをわたすようにする．

● 関わり課題

▶ 要求を表現する手段がある

　子どもにとって「泣く」ことは要求を表現する一つの手段である．ただ，大きくなってくると，泣いているだけでは何を伝えたいのかが正確にはわからない．欲しいという気持ちのあるものは教えやすいので，まずは子どもの欲しそうなものをみつけることからはじめる．お菓子や飲み物，食べ物でもよい．それを子どもの手が届くか届かないかという位置に少しずつ出して，ちょうだいの身振りをしたら手に入った，という経験を積ませる．経験が多ければ多いほど学ぶ可能性が高くなるので，小さく分けられるものならば小さくして，何回か繰り返す．ただ，嫌がるようになってしまうと逆効果のため，ほどほどのところで，"今日は終わり"とすることも必要である．

　ちょうだいの身ぶりは，手のひらを上にして差し出すのが一般的だが，それが難しければ，拍手のように，手を2回たたき合わせることからでもよい．また，その時は，大人ができるだけ「ちょうだい」と声をかけること．ことばを何回も聴くことも大切になる．

　人に訴えたいことがある時には，服を引っ張る子，手を取る子，目だけでジーっと見つめて訴えてくる子などいろいろあるが，ふだん慣れている大人にしか伝わらないということにならないように，できるだけ一般的な方法を教えていくように心がけたい．

1-C 何・誰がわかる／二語文の理解

1-C の言語・コミュニケーション領域の課題を全て以下に示す．本文ではその中のいくつかについて解説する．

❶理　解　・語彙：動作語（食べる，洗うなど），形容詞（きれい，おいしいなど）がわかる
❷表　出　・対人：自分から使う身ぶりやシンボル，ことばがある
❸関わり　・自己抑制：10 カウントがわかる
　　　　　・対人意識：拒否を表現する手段がある
　　　　　・対人意識：名前を呼ばれただけで，近くに行く（用があることを察する）
　　　　　・対人意識：セラピストの見本行動に注目できる
　　　　　・見通し：あらかじめ予定を示しておくと，スムーズに行動できる

● 理解課題

▶ 動作語（食べる，洗うなど），形容詞（きれい，おいしいなど）がわかる

　名詞以外のことばの理解を促していく段階である．名詞は容易に絵カードで表現できるが，これに比べると動作語や形容詞を絵で表現するのは難しく，これらを絵で表現するとかえってわかりにくくなることがある．そのため，初期の段階では人形や自分の身体を動かすことで学習をすすめるとよい．例えば，食事やおやつの場面で，物を食べるときに「パクッ」「アムアム」といった擬態語とともに「パン，食べるよ」と動作語を含んだ短いことばかけをしたり，手を洗う時に「おてて，洗うよ」と言って手をこすり合わせて洗う身ぶりをして見せてから洗面所に行ったりする．このように，子どもの動作に合わせたタイミングで子どもにことばを聞かせたり，子どもの注意を十分ひきつけて「○○するよ」と予告してからその動作をしたりといった働きかけを日常的に行うことが望ましい．絵カードを用いて動作語を学習する場合は，子どもの前に数枚の動作語の絵カードを置き，「食べる，どれかな？」ときき，食べるカードを選ばせる．これが難しい場合は，「ごはんを食べる，どれかな？」と，動作に関係する名詞を含んだ言い方で言うとよい．それでも子どもが理解できていない場合は，「パクパク，食べる」のように擬態語や身ぶりをつけて指示する．その後に，再び動作語のみでカードを選ばせる．学習には，はじめは食べる，洗う，泣く，寝る，など子どもが日常的によく使用する語を選ぶとよい．

　形容詞の場合は，身ぶりを利用するのがよい．「おおきいね」と言いながら両手で大きな円を描くような身ぶりをしたり，「おいしいね」と言いながら自分の片頬の頬に触れたり，大人がそのように表現する様子を子どもにくり返し見せることで，子どもがことばを聞いたときにその身ぶりができるようにする．子どもは自分の身ぶりをヒントに，身ぶりとことば，ことばと状況を結びつけてことばの意味を理解していく．大きい，おいしい，きれい，痛い，熱い，などは日常的に使用する場面が多いことばであるので，大人が身ぶりや表情を豊かにして働きかけることが有効である．

―1：何・誰がわかる

0-A	0-B						
1-A	1-B	1-C					
2-A	2-B	2-C	2-D	2-E			
	3-B	3-C	3-D	3-E	3-F		
	4-C	4-C	4-D	4-E	4-F	4-G	
		5-D	5-E	5-F	5-G	5-H	
		6-E	6-F	6-G	6-H	6-I	
		7-F	7-G	7-H	7-I		
		8-G	8-H	8-I			

C：二語文の理解

● 表出課題

▶ 自分から使う身ぶりやシンボル，ことばがある

　「言ってごらん」と言われてことばを発したり，大人の真似をして言うのではなく，自分から自発的にことばを使用するという点が重要である．これには，子どもの状況理解の力が深く関わっている．以前に似たような場面があったということを子どもが覚えていて，その時に用いたことばや行動を再現することにより，状況にあったことばや行動が学習されていくのである．何かをしてほしいときの「やって」，拒否する場面での「いや」「いらない」などは子どもが生活の中で多く使用すると思われることばであるが，これらのことばを使いやすい状況を設定し，くり返し経験させることで表出を定着させていく．例えば，図1のような子どもがテーブルの上のお菓子（子どもは手が届かない）を欲しがっている場面で，大人が子どもの欲求をすぐにくみとってお菓子を取ってあげるのではなく，「お菓子，欲しいね」と子どもの気持ちをことばにしてやり，それから「『取って』は？」と子どもに促し，「取って」と言わせるようにするのである．このようなくり返しにより，子どもは状況を理解し，自らその場に適したことばを使えるようになっていく．ここでは，大人が先回りをしすぎず，子どもが表出するための場面を設定することが重要である．

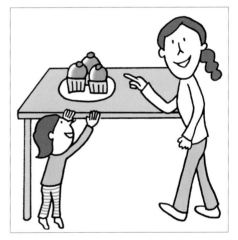

図1　「取って」と言うまで取らない

● 関わり課題

▶ あらかじめ予定を示しておくと，スムーズに行動できる

　いつも自転車で行っている保育園，車に乗ったら，違うところに行くと思ってしまい，保育園についたら大騒ぎなどということがよくある．これは，子どもなりの見通しが立つようになった証拠でもあり，うれしい変化でもある．しかし，予定をちゃんと伝えておくことで，このような不要な泣き騒ぎはかなり減らせる可能性がある．今日のお出かけ先を伝えたり，一定のまとまりの時間の中での課題の順番，予定を本人のわかる方法で，例えば文字を添えたり，イラストや写真をつけて示すなどすると，よりわかりやすくなることが多い．

2-A　二語文理解／ちょうだいで渡す

2-A の言語・コミュニケーション領域の課題を全て以下に示す．本文ではその中のいくつかについて解説する．

❶理　解　・語彙：名詞(関心の薄いカテゴリーの物)，動作語(走る，座るなど)の理解が広がる
❷表　出　・対人：決まった場面での挨拶(「おはよう」と言われて「おはよう」と言う)ができる
　　　　　・対人：物が欲しい時などに，身ぶりやことば，写真・シンボルなどで「ちょうだい」(欲しいということを)を伝える
❸関わり　・自己抑制：家庭以外で大勢の人がいる場所でも，おびえない

● 理解課題

▶ 名詞(関心の薄いカテゴリーの物)や，動作語(走る，座るなど)の理解が広がる

　名詞も動作語も，まずは子どもにとってなじみのある単語から理解していく．なじみのある単語とは，生活の中で頻繁に使ったり見たりする物の名称や，子どもが実際に行う動作を表すことばである．このような初期の段階では，子どもは実際に見たり触ったりしたことのない物の名前や，やったことのない動作を表すことばの理解はできないが，その後徐々に理解の幅が広がってきて，おおむね3歳台では「そらをとぶ」のような自分では実際に経験しない動作の意味もわかるようになるといわれている．実際に経験しないことがらがわかるということは，つまり，他者の経験を共有できるということである．「ママ，帰ってきたよ」というように大人が大人自身の経験を子どもに語ってきかせたり，子どもが自分以外の誰かの行動をじっと見ている時に，例えば「あ，○○ちゃん，転んじゃったね」と実況中継をするような調子でことばかけをしたりすることで，自分の経験ではないことにも関心を持ち，ことばと状況を結びつけて理解できるようになる．このように，この段階では，子どもの経験だけではなく，そばにいる大人や物の動きや様子に対しても，擬音語や擬態語を使いながら積極的にことばかけをしていくことが望まれる．名詞については，絵本や子ども用の図鑑などを積極的に利用するのがよい．中には，動物にはまるで関心がないが食べ物についてはとても詳しい，というようにカテゴリーによって興味の有無がはっきりと分かれる子どももいるので，個々の子どもの好きなものに偏らないように配慮しながら学習をすすめる必要がある．

● 表出課題

▶ 決まった場面での挨拶(「おはよう」と言われて「おはよう」と言う)ができる

　自分から挨拶をするのはこの段階の子どもにはまだ難しいであろう．ここでは，他者から挨拶をされた時に自分も挨拶を返すことを促していく．これは，自分が言いたい時に言いたいことを言うのではなく，相手からの働きかけに応じて発言することが求められるということであり，他者意識の育ち

2：二語文理解

A：ちょうだいで渡す → 2-A

A	B	C	D	E	F	G	H	I
0-A	0-B							
1-A	1-B	1-C						
2-A	2-B	2-C	2-D	2-E				
	3-B	3-C	3-D	3-E	3-F			
		4-C	4-D	4-E	4-F	4-G		
			5-D	5-E	5-F	5-G	5-H	
				6-E	6-F	6-G	6-H	6-I
					7-F	7-G	7-H	7-I
						8-G	8-H	8-I

が重要な鍵となる．少なくとも身ぶりの模倣ができる段階の子どもでなくてはこの課題は難しいであろう．大人の働きかけとしては，子どもに「おはよう」と声をかけ，子どもにも同じように「おはよう」と言わせればよいのだが，1-Bの表出課題が達成できない段階の子どもの場合は「おはよう」に合わせておじぎをする，「バイバイ」に合わせて手を振るといった，身ぶりの模倣からはじめるとよい．子どもが全く身ぶり動作をしようとしない場合は，大人が手を添えて教える．それでも子どもが応じない場合は，大人と同じ身ぶりとまではいかないが，まずはハイタッチや握手など，相手に向かって行う動作をさせていく．この時，子どもに声をかける役と，子どもにおじぎをさせたり子どもの手本となって「おはよう」と言ってみせたりする介助役の二人の大人がいると教えやすい．

●関わり課題

▶ 家庭以外で，大勢の人がいる場所でも，怯えない

　一般的には，親や家庭のように安心できる場所ができてくると，そこを頼りにしながら，慣れない外の世界にもチャレンジしていく気持ちが生まれてくる．しかし，発達につまずきがある子どもの場合，他者や周囲への関心やチャレンジする気持ちの薄さなどから，怖がって出て行こうとしないことなどがある．わからないからと思わずに，その場所がどういうところであるかを簡単に説明してやり，まずは，抱いて行くなり，手を握って行くなり，とにかく一緒に行き，少しずつでも慣れていけるようにする．短い時間からはじめ，まずは建物の中に入る，あるいは，部屋の隅にいるなどして，段階的に慣れていくようにするとよい．

2
A

2-B 二語文理解／「〜して」を実行する

　2-B の言語・コミュニケーション領域の課題を全て以下に示す．本文ではその中のいくつかについて解説する．

❶理　解　・語彙：「だめ－いいよ」などの対語がわかる
❷表　出　・対人：「○○ちゃんの！」と自分のものであることを主張する
　　　　　・対人：「あった」「できた」と報告表現ができる
　　　　　・対人：「せんせい」や「ねぇ」，肩を軽くたたくなどして相手に呼びかけることができる
　　　　　・文発話：行動を定型的な文(手あらうなど)で表現できる
❸関わり　・自己抑制：提示された量の課題に応じられる
　　　　　・自己抑制：「待って」と言われて教材に手を出さないでいられる

● 理解課題

▶「だめ－いいよ」などの対語がわかる

　「だめ」「まだ」などの禁止と，「いいよ」「すごい」などの許可・賞賛は，それぞれ単独ではなくペアで学習していくほうが意味を理解しやすい．つまり，子どもに「だめ」「まだ」と禁止の指示を出すときには，禁止するだけではなく，ではどうすれば「いいよ」になるのかということについても明らかにしたほうがよい．例えば，静かに大人しく待っていなければならない時，「だめ」と言われただけでは，子どもは叱られたことがわかって泣き出したり怒ったりするかもしれないが，それだけでは待つという行動につながらないことが多い．手を引っ込めてキチンと待とうねと，教えなくてはならないのである．例えば，食事中に席を立っては「だめ」だから，椅子に「座って」おく，扉を開けては「だめ」だから「閉めて」おく，というように，「○○はだめ，〜して」と，禁止と望ましい行動をセットにして指示するのがよい．子どもが指示を守れたら「それでいいよ」「すごいね」「えらいね」と，はじめの「だめ」とは反対の意味のことばかけをし，褒めてやる．ことばで褒めても子どもがピンとこない様子のときは，頭をなでる，ハイタッチをする，拍手をするなどその子どもにとって「褒められた」ことがわかりやすい伝え方を見つけ，子どもにとってここちよい刺激を与えるようにするとよい．「だめ」のかわりに「×（バツ）」，「いいよ」のかわりに「○（マル）」という記号を使い，書いたり身ぶりで示したりするのも一つの方法である．

　また，「だめ」と禁止をするときは，大人は笑いながらではなく真剣な表情で伝えるようにするのが大切であるが，中には声の調子や大きさに過剰に反応し，それだけでパニックになったり興奮したりする子どももいるため，はじめから大きな声で強く言いすぎないようにしたほうがよい．

2：二語文理解

0-A	0-B							
1-A	1-B	1-C						
2-A	2-B	2-C	2-D	2-E				
	3-B	3-C	3-D	3-E	3-F			
		4-C	4-D	4-E	4-F	4-G		
			5-D	5-E	5-F	5-G	5-H	
				6-E	6-F	6-G	6-H	6-I
					7-F	7-G	7-H	7-I
						8-G	8-H	8-I

B：「～して」を実行する

● 表出課題

▶「あった」「できた」と報告表現ができる

　ここでは，欲しいものを要求する，つまり子どもが自分の欲求を解消するために使うことば以外のことばの使い方を増やしていく．その一つが「あった」「できた」という報告である．これらのことばは，欲しい物の要求という役割と比べると，子どもにとっての必要性は低いが，挨拶と同じく他者を意識して使用することばという点で非常に重要な意味がある．子どもが遊んでいる途中で見えなくなったボールやミニカーなどのおもちゃを探す，着がえ場面で子どもの片方の靴下を見つけやすい所にあらかじめ隠しておいて探すなど，「あった！」ということばを使うのにふさわしい場面を設定し，見つけたら「あった！」と言って報告するように促す．子どもがひとりで「あった」とつぶやくのではなく，大人に向かって報告することが大切であるので，大人に向かって言うように促す．「できた」も同様に，積木積みや線なぞり，型はめなど短い時間で終わる課題を利用して，終わったら報告するように促す．はじめは「できた，は？」と直接的に教えたり「できた？」ときいて「できた」と答えさせたりして報告を促すが，徐々に「終わったら（なんていうの）？」と間接的な促しに変えたり，子どもが報告を忘れている時は「で……」と語頭音のみ大人が言ってやることで子どもに「できた」ということばを思い出させたりするとよい．最終的には子どもが自発的に発言できるようにする．

● 関わり課題

▶ 提示された量の課題に応じられる

　0-Bで行った課題，1種類の課題を一定の量，というやり方をレベルアップさせていくようにする．課題を2種類に増やしたり，ビーズ通しなら，ビーズの数を10個から20個に増やすなど，数量・分量的にアップさせて取り組む．年齢に応じて取り組みが続けられる時間は当然変わってくる．その子が少しがんばればできるというレベルを探り，最後までやり通すことで教えていく．

2-B

2-C 二語文理解／「あとで」で待てる

　2-C の言語・コミュニケーション領域の課題を全て以下に示す．本文ではその中のいくつかについて解説する．

❶ 理 解　・語彙：動作語（乗−降，捨−拾など）や形容詞（大−小，嬉−悲など）の対語理解のバリエーションが広がる

❷ 表 出　・文発話：絵を見て，二語文で表現できる
　　　　　・語彙：動作語を用いて要求できる

❸ 関わり　・対人意識：セラピストの見本行動に注目できる
　　　　　・自己抑制：「あとで」と言われて，今はだめだとわかり，待てる
　　　　　・対人意識：自分のおやつを友達に分けてあげることができる

● 理解課題

▶ 動作語（乗る−降りる，捨てる−拾うなど）や，形容詞（大きい−小さい，嬉しい−悲しいなど）の対語理解のバリエーションが広がる

　動作語の理解は，寝る，書く，着る，食べる，洗うなど日常的に子ども自身が実際に行う動作を表すことばから可能となる．なぜなら，その行動に対して，大人が頻繁に指示したりあるいは子どもを誘ったり，褒めたりしているからである．「○○ちゃん，おてて洗うよ」と言って子どもを誘い，子どもがなかなか応じないと「おてて，洗いなさい」と再び言い，子どもがやっと手を洗ったら「おてて洗ったの，上手に洗えたね」と褒める．このように，一つの動作に対して大人は少なくとも 2〜3 回は発言の機会を持つことができ，こうして日常的に子どもの動作にあったことばかけをしていくことが，そのまま動作語の学習につながっていくのである．これは形容詞も同様で，形容詞ではきれい，痛い，熱い，おいしい，大きい，あぶないなどが早くから理解しやすい語彙として挙げられる．

　乗る，なども車の利用が多い家庭では身につきやすい語彙であるが，同じ車でも，「乗る」なのか「降りる」なのかという区別，すなわち対語の理解は，それぞれの語が単独で理解できるようになってから成立する．まずは，寝る，着る，乗ると起きる，脱ぐ，降りるという組み合わせで学習をさせてから，寝る−起きるの対語学習に進むとよい．全てのことばは実際の経験に即して学習されるのが最もわかりやすいが，しかしある程度流れが決まっている日常生活において，そう頻繁に新しい経験ができるわけでもないというのが実際のところであろう．このような時は，絵カードを使って学習するのがよい．絵カードを何枚か並べて「○○してるの，どれ？」ときいて子どもに選ばせたり，2 枚のカードを見比べて「きれいはどっち？」「では，こっちは？」と対語の組み合わせを考えさせたりする．絵本やテレビなどを一緒に見ながら「○○してるね」と，自分以外の行動についても注意を向けさせ，「○○してるの，どれ？」という質問にことばや指さしなどで答えられるようにしていく．

2：二語文理解

C：「あとで」で待てる

0-A	0-B							
1-A	1-B	1-C						
2-A	2-B	2-C	2-D	2-E				
	3-B	3-C	3-D	3-E	3-F			
		4-C	4-D	4-E	4-F	4-G		
			5-D	5-E	5-F	5-G	5-H	
				6-E	6-F	6-G	6-H	6-I
					7-F	7-G	7-H	7-I
						8-G	8-H	8-I

● 表出課題

▶ 動作語を用いて要求できる

　動作語に比べて名詞は，目に見え続けるものに対して名づけているため，その物を見てことばにするのは容易である．しかし，より適切で豊かなコミュニケーションを促進する上では，名詞だけでなく動作語による表現も重要となる．というのは，名詞と名詞をいくらつなげても，文としての意味を持たないからである．文レベルでの表現の前段階として，動作語や形容詞の理解を広げ，その発話を促すことが重要である．

　子どもがクッキーを食べたい時，まずはクッキーを指さしたり「クッキー」と名詞を言ったりして大人に要求するであろう．この時すぐに「クッキー，食べたいのね」と子どもの要求を察してやるのではなく，「クッキーが，どうしたのかな？」と，少し待ってみる．ここで子どもが「食べるの」と言うことができたら，子どもは動作語を用いた要求ができたことになる．待ってみても次が出てこない場合は，大人が「クッキー，食べるの？　それともいらない？」と，動作語を２択にして提示したり，それでも難しい場合は「クッキー，食べるの？」と，はい－いいえで答えられるかたちにしてきいてやるとよい．この他，「行く」「見る」なども日常的によく使用する語である．子どもが大人の手を引っ張ってどこかへ行かせようとする時，子どもに「行くの？」ときいて「行く」と答えさせてから行くようにしたり，「行こう」と誘う声かけを教えたりするとよい．

● 関わり課題

▶ 「あとで」と言われて，今はだめだとわかり，待てる

　子どもなりの主張が出て，何かをやりたい，あれが欲しいといった表現は大事な発達の課題でもある．ただ，それらは，時と場合によって，いつでもその主張が通るとは限らないことも同時に教えていく必要がある．目の前においてあると，やりたくなったり欲しくなったりすることも多いので，まずはいったん片づけておき，「あとでね」と言い聞かせる．食べたいお菓子やジュースなどを手に持ってしまった時にも，いったん，大人がそれを受け取り，「食べたいけど，もうごはんよ」などと声をかけ，あきらめられるように促していく．実際に，気持ちを切りかえられるようにするために，おにぎりやおかずを見せればわかりやすい．あるいは「ほら，お母さん作ってるよ」などと台所に連れて行き，見通しを持たせるようにしてもよい．

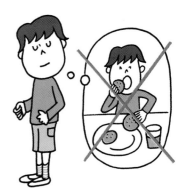

2-C

2-D 二語文理解／順番を守る

　2-D の言語・コミュニケーション領域の課題を全て以下に示す．本文ではその中のいくつかについて解説する．

❶理　　解　・構文：聞き慣れている二〜三語文がわかる
❷表　　出　・質問応答：姓名，年齢などを聞かれた時に表現できる（シンボル・身ぶりを含む）
　　　　　　・対人：一度で通じなくても，何度か要求できる
❸関わり　・対人意識：「いっしょ」がわかる

● 理解課題

▶ 聞き慣れている二〜三語文がわかる

　外出する時，これから玄関を出るという場面で子どもに「靴はいて」と指示する場合を考えてみよう．大人が出かける準備をしていて，鍵を手に玄関に向かって移動していて，当然その時点ではまだ靴ははいていない．この時「はいて」の意味がわからない子どもでも，「くつ」という単語を聞き取って，かつ出かけるという状況の理解がともなっていれば，靴をはくという行動が可能である．日常生活の中では，このように，必ずしも文を正しく理解していなくても，わかる名詞など部分的に文を聞き取り，同時に状況を理解することで，子どもが場面に合った適切な行動をしている場合がかなり多い．しかし，この段階では，このような状況判断の手がかりがない場面で，二語文ないし三語文の意味を正しく理解することを目指している．

　二語文ならば，例えば動作主が「ママ」と「パパ」の二種，動作語が「食べる」と「洗う」の二種であれば，「ママが食べる」「ママが洗う」「パパが食べる」「パパが洗う」の4つの文ができる．これを絵カードにしたものを用い，カードを机上に並べ子どもにそれぞれの文を聞かせて正しい絵カードを選ばせる．あるいは動作の対象である「バナナ」と「ぶどう」と動作語二種の組み合わせで「バナナを食べる」「バナナを洗う」「ぶどうを食べる」「ぶどうを洗う」という文でもよい．文を最後まで聞き，正しいカードを選ぶことができれば，その子どもは文を理解しているといえる．

　三語文ならば，同様に前述の動作主二種×動作の対象二種×動作語二種で，「ママがバナナを食べる」「ママがバナナを洗う」「ママがぶどうを食べる」「ママがぶどうを洗う」「パパが……（以下，「ママ」で始まる文と同じ）」絵カード計8枚の中から適切な絵カードを選べれば，文を理解しているといえる．子どもが文を理解できない場合は，カードの組み合わせを減らすなど調整しながらカードのどことどこに注目すればよいかを教えていく．この課題では文の記憶ばかりでなく，絵や場面を読み取る力も求められる．

2：二語文理解

D：順番を守る

0-A	0-B							
1-A	1-B	1-C						
2-A	2-B	2-C	2-D	2-E				
	3-B	3-C	3-D	3-E	3-F			
		4-C	4-D	4-E	4-F	4-G		
			5-D	5-E	5-F	5-G	5-H	
				6-E	6-F	6-G	6-H	6-I
					7-F	7-G	7-H	7-I
						8-G	8-H	8-I

● 表出課題

▶ 姓名，年齢などを聞かれたときに表現できる（シンボル，身ぶりを含む）

　名前や年齢といった，いつも同じ答えとなる質問への答え方を教えていく．とはいえ，子どもが何か要求したくてことばを発する場面とは異なり，答えたからといって子どもには直接的な利益はないため，子どもの側にことばのやりとりを楽しむという社会性の高さが求められる．質問の仕方によっても難易度は異なり，名前であれば「お名前は？」という，文を途中で区切った形での質問形式が容易である．文の続きを答えればよいからである．年齢も「なんさい？」には「○さい」と大人と同じ単語を使って答えればよく，「いくつ？」よりも容易である．いずれの場合も応答できるパターンを一つ作って，そこから質問の仕方を変える，文字などを利用するなどしてわかるやりとりを広げていく．

▶ 一度で通じなくても，何度か要求できる

　要求や報告ができるようになっても，発達につまずきのある子どもで他者意識に弱さがある子どもの場合は，他者の反応を気にしないため，相手が聞いているかどうかには無関心な場合が少なくない．わざときこえなかったふりをしながら，呼びかける，再度言うなど「相手が振り向いてから伝える」ことを促していく．子どもと一対一だと，きこえなかったふりをする大人と，子どもにどうすればよいかを教える人が同じになってしまい，子どもにとって理解しにくいことがあるため，できれば大人は二人いたほうがよい．

● 関わり課題

▶「いっしょ」がわかる

　散歩などで，手をつないで歩くことからはじめるとわかりやすい．手をつなぐことそのものが課題になる場合もあるが，手をつないで歩けるのであれば，むしろ手を離し，そばにいながら「いっしょ」「いっしょ」などと声をかけて，一定の距離を保って歩くことを教えていくとよい．人との距離がわかりにくいことも多いので，手をつないで歩けるようになったら，次のステップとして，大人の衣類に手をくっつけさせ（手を握るのではなく）「いっしょ」の「近さ」の感覚を教えるとわかりやすい子どももいる。

　子どものやっている遊びや動きに大人が合わせてやっても「いっしょに」ということがわかる場合もあるが，むしろ大人のやり方に合わせるように促すことのほうが大切である．子どものやっている横で，大人が同じことをやったとしても，なかなか大人のやり方を見ない子どもたちも多いものだ．

2-E 二語文理解／「勝ちたい」「うまくなりたい」「お兄さんになりたい」という思いがある

　2-E の言語・コミュニケーション領域の課題を全て以下に示す．本文ではその中のいくつかについて解説する．

❶理　解　・構文：理解できる二～三語文の種類が増える
❷表　出　・質問応答：誰と来たか？　何に乗ったか？　何組か？　といった，変化の少ない事柄について答える(シンボルを含む)
❸関わり　・見通し：全部食べてからデザートだよ，のような，よく経験している事柄についての因果関係(時間的順序)がわかる

● 理解課題

▶ 理解できる二～三語文の種類がふえる

　2-D の段階よりもさらに理解できる文の種類を増やしていく．名詞句としては，「ママの帽子」「パパの靴下」「○○ちゃんのコップ」のような所有をあらわす名詞や「赤い積木」「大きい車」「きれいなお花」などの形容詞のついた名詞，「りんごとぞう」「いぬとねこ」など複数の名詞を並列につないだものなどが挙げられる．動詞文としては「電車に乗る」「船を描く」「クレヨンで描く」「公園に行く」「自転車で行く」などが挙げられ，三語文はこれらの組み合わせで作ることができる．この時，それぞれの単独のことばの意味を子どもが理解していなければ，単語の連なりである文の理解は当然難しくなる．学習課題として子どもに聞かせる文は，子どもが意味を理解していることばを用いた文にする必要がある．子どもの理解に応じて，子どもになじみのある初歩的な単語(頻繁に耳にする名詞や動作語)のみを使った文から，関心がそれほど高くない物の名前や，実際には経験の少ない動作語を使った文へと，使用する単語を変えて難易度をつけていくとよい．課題は図1のような単語カードを使う．

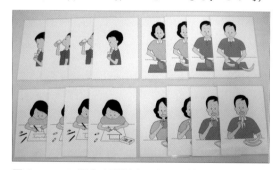

図1　二～三語文を理解するための絵カード
(㈱エスコアール　<S-S法>語彙・語連鎖絵カード(3集)より)

● 表出課題

▶ 誰と来たか？　何に乗ったか？　何組か？　といった，変化の少ない事柄について答える(シンボル含む)

　誰と来たか，何に乗って来たかといった質問は，2-D の姓名や年齢に比べると，その日によって

2：二語文理解

0-A	0-B							
1-A	1-B	1-C						
2-A	2-B	2-C	2-D	2-E				
	3-B	3-C	3-D	3-E	3-F			
		4-C	4-D	4-E	4-F	4-G		
			5-D	5-E	5-F	5-G	5-H	
				6-E	6-F	6-G	6-H	6-I
					7-F	7-G	7-H	7-I
						8-G	8-H	8-I

E：「勝ちたい」「うまくなりたい」
　「お兄さんになりたい」という
　思いがある

変更がありうる内容ではあるが，例えばお昼ごはんに何を食べたかという質問に比べると，答えを考える際に選択肢の幅が狭くて済む質問である．子どもがこのような質問に答えられない場合は，選択肢をあげる，絵などを用意して質問に対して選ばせるなどの援助の方法が考えられる．携帯電話の写真機能を利用して，経験したことを写真に撮り，それを見ながら答えさせるのもよい．質問応答は表出を求める課題であるが，その前提としてやはり質問する側が，子どもが理解できることばで質問しているかどうかが重要である．子どもの理解に合わせたことばかけをするよう配慮したい．何組かという質問は年齢を問うのに近いが，これは子どもが幼稚園や保育園に通っていて，自分が何かに所属しているということがわからなければ答えるのが難しい質問であり，社会的経験の有無や社会性の育ちが関係する問いである．

● 関わり課題

▶ 「全部食べてから，デザートだよ」のような，よく経験する事柄についての因果関係（時間的順序）がわかる

「片づけをしてからごはんだよ」「十まで数えてから出ようね」「いただきますをしてから食べようね」「ごちそうさまをしたら立ってもいいよ」といった，毎日の生活の中で，ちょっとした区切りの時に，○○をしてから△△をする，という二つの行動をつなげるようにしていく（図2）．そこでは，すぐに食べたいとか，もっと遊びたい，お風呂から出たい，といった気持ちに対してちょっとした我慢も求められることになる．ほんのわずかでも先のことを見通しながら，我慢の力も育てていくことが大切である．ちょっと我慢をすれば，楽しいことが待っている，というような場面が作れるとなおさらよいだろう．

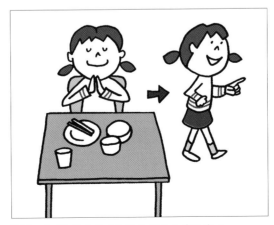

図2　「ごちそうさま」をしてから席を立つ

3-B 三〜多語文の理解／「〜して」を実行する

　3-B の言語・コミュニケーション領域の課題を全て以下に示す．本文ではその中のいくつかについて解説する．

❶理　解　・語彙：「だめ−いいよ」などの対語がわかる
❷表　出　・質問応答：誰と来たか？　何に乗ったか？　何組か？　といった，変化の少ない事柄について答える（シンボルを含む）
　　　　　・対人：「○○もらってきて」と言われて，他者に「○○」と伝えられる（身ぶり，シンボルを含む）
　　　　　・対人：「どうぞ」「ありがとう」を言える
❸関わり　・対人意識：セラピストの見本行動に注目できる

● 理解課題

▶「だめ−いいよ」などの対語がわかる

①「だめ−いいよ」

　「だめ−いいよ」などの対語は，状況を理解し，判断する基準となることばである．これらのことばを獲得することで，自分の行動を自分で判断し，修正する力を身につけることができる．

②「ある−ない」

　家庭や園，学校など生活の場において，「○○はある」，「△△はない」などと周囲の状況をキャッチすることばの枠組みを持っておくことは，とても大切である．学習や作業で必要なものを自分で用意する時も，「ある−ない」を判断することが必要だ．〜にある，と想定して探し，もしない場合は，近くにいる大人に「ない」と伝えに行かねばならない．

　「ある−ない」をはじめに教える時の方法としては，机上に子どもの知っているものを並べ，例えば，

大人：「鉛筆は」→子ども：「ある」

大人：「はさみは」→子ども：「ある」

大人：「ものさしは」→子ども：「ある」

と確認する．もちろん，「ある−ない」の表現を知らない場合は，はじめは復唱で構わないので教えていく．子どものタイプによっては，サインを併用してもわかりやすいだろう．

　次に，どれか一品を隠し，

大人：「鉛筆は」→子ども：「ある」

大人：「はさみは」→子ども：「ない」

大人：「ものさしは」→子ども：「ある」

といったように，机上にないものは「ない」と表現するやりとりを伝える．

―― 3：三〜多語文の理解

0-A	0-B								
1-A	1-B	1-C							
2-A	2-B	2-C	2-D	2-E					
	3-B	3-C	3-D	3-E	3-F				
		4-C	4-D	4-E	4-F	4-G			
			5-D	5-E	5-F	5-G	5-H		
				6-E	6-F	6-G	6-H	6-I	
					7-F	7-G	7-H	7-I	
						8-G	8-H	8-I	

B：「〜して」を実行する ――― ● 3-B

このルールがわかってきたら，徐々に空間を広げ，

大人：「部屋の中にボールは？」→子ども：「ない」

大人：「じゃあなわとびは？」→子ども：「ある」

といったやりとりに広げられると，自分たちが日常，生活する空間の中にある物の在り処を把握することにつながる．

③「いる－いない」

「ある－ない」がわかってきたら，対象を人にも広げたい．例えば，朝の集まりなどで，

大人：「〇〇くんは？」→子ども：「いる」

大人：「△△ちゃんは？」→子ども：「いる」

大人：「□□くんは？」→子ども：「いない」

大人：「そうだね．□□くんは，今日は熱が出てお休みです」

といったやりとりができる．家庭でも，

大人：「ママは？」→子ども：「いる」

大人：「お兄ちゃんは？」→子ども：「いる」

大人：「パパは？」→子ども：「いない」

大人：「そうだね，パパは会社だね」

といったやりとりが可能だ．発達につまずきのある子どもの場合，人への意識や，集団への所属意識が弱いことが少なくない．このやりとりを通して，自分と一緒にいる人は誰なのか，またいない人はどうしているのか，といったように，人や集団へ関心を向けることができる．自分から行うことを苦手とする子どもが多い挨拶も，まずはその場にいる人が誰なのか，常にキャッチしておかなければ適切なタイミングでできない．

その日，はじめて会ったら「おはようございます（こんにちは等）」，その場にいる人が外出する時は「いってらっしゃい」，いた人が戻ってきたら「おかえりなさい」など．まずは自分と一緒にいる人は誰なのかを把握しておいてこそ，適切に言える．

● 表出課題

▶「〇〇もらってきて」と言われて，他者に「〇〇」と伝えられる

自分の欲しいものは人に要求できても，人に頼まれたものを別の人に伝えられるとは限らない．しかし，この伝言の力が育つと，家や園，学校の中でのお手伝いや，外でのおつかいに広げることができる．

設定された場面では，大人Aが子どもにことば，文字，絵カードなどで取ってきてほしいものを伝える．子どもは大人Bのところへ行き，大人Aからの伝言を伝え，頼まれたものを持って大人Aのところへ戻ってくるという「おつかいごっこ」ができる．

この時，大人 A がことばで指示を出したとしても，戻ってきた時に頼まれたものを持ってきたかどうかの正否を確認するために，文字や絵カードを使うとわかりやすい．また，一度に伝える品物の数，また距離は，その子どもの記憶量などに配慮したい．

・おつかいに応用

年齢が高い子どもの場合には，おつかいの場で練習してみてもよい．例えばコンビニエンスストアでも，切手を買う時は店員にことばやメモで伝える必要がある．昔ながらの肉屋や八百屋では，さらにやりとりも広げられるだろう．また少々難易度は上がるが，ファーストフードでの注文は，子どもたちにとってモチベーションの上がりやすい課題である．買い物の場合は，お金のやりとりもポイントになるが，金種の判断ができなくても，支払いの流れがわかっていれば，財布の中に 500 円玉や千円札を入れておくことにより，任せられる場面が増える．

● 関わり課題

▶ セラピストの見本行動に注目できる

同世代の子どもの動きや大人の動きを，真似しなさい，といわれなくても自然に真似のできる子どももいるが，真似ることがよくわからない子どももいる．まず，真似るためには，相手をよく見ることが必要であり，そしてさらに，自分の体を同じように動かすことができなくてはならない．また，見本行動を示すモデルのほうにもレベルがあり，一瞬の見本であれば，見逃さないように，という集中力が求められる．また，二つ三つの動きを連続して，となると，見続ける力とともに，見て覚えておけるだけの記憶力も必要となる．

「トントンよこ」などのかけ声とともに，頭を 2 回たたき手を横にひらく，といった連続動作などの真似などが取り組みやすい課題である（図 1）．大人といっしょにやることからはじめて，上手になってきたら，大人の見本を見ている間は待たせておき，さあやってごらん，とすると，より難しくなる．

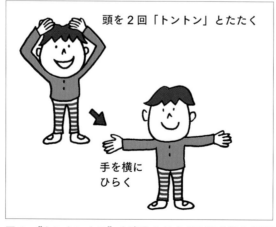

図 1　"トントンよこ" と声をかけながら取り込む課題

Column

相手が喜ぶことを知る

（湯汲 英史）

▶いきいきとしない会話

　「スイミングに行った？」とたずねると，「行った」の返事．事実の確認だけではなく，スイミングでどう感じたかを子どもに聞きたいのに，味気ないやりとりで終わってしまう．

　「おいしい？」「おもしろい？」の問いかけに，「ウン」の一声．子どもとの会話で多いパターンでもある．本当は，子どもなりの感想も聞きたいのに，「ウン」で終わり，いきいきとした会話になっていかない．

▶自分の感じが「クオリア表現」

　「さわる」「聞こえる」「うれしい」「おもしろい」などは，感覚や気持ちを表すことばである．さてこれらの表現を，以下のように変えてみよう．
「ふわふわしてるね，さわった感じが」
「ワオーって聞こえた」
「どきどきするほどうれしい」
「おもしろくてわくわくする」
話し手がどう感じたかが，じかに伝わってくるだろう．「ふわふわ」，「ワオーっ」「どきどき」「わくわく」といった表現は，感覚や気持ちとともに，自分自身がどう感じたかを表している．こういう表現を，クオリア（質感）という．

　脳科学の研究によって，脳中枢における感覚対応の部位や処理過程がわかってきた．しかし一方で，人は感じるだけではなく，「ふわふわ」「わくわく」など自分流の感じ（質感）を持つことも，明らかになってきた．このようなクオリアは，人間だけが持つ世界と考えられている．

▶軽視されてきたクオリア表現

　「両手を固く握り締め，離さない」よりは，「ぎゅっと握って」の方が，子どもには伝わりやすい．「直線を引き，点で止める」ではなく，「すーと引いて，ぴたっ」の方が伝わりやすいことは，子どもとの指導体験を積めばわかってくる．「ぎゅっ」や「すー」「ぴたっ」は質感の表現だ．日常場面では，クオリアをこめた説明や指示は，決して少なくない．

　ところが，子どもに正確な言葉を教えるべきという考え方から，指導の際などで，擬音語や擬態語は避けられる傾向がある．「ワンワン」ではなく「犬」，「ブーブー」ではなく「車」というべきと思ってしまう．

▶抽象語の理解を促す可能性

　「ワンワン，ニャーニャー」と，「ブーブー，ゴトンゴトン」の質感の違いに，子どもは気づいていくようだ．例えばライオンをはじめて見た時に，「ワンワンないね」と表現したりする．ライオンは「ワンワン系」だけれど，犬ではない動物と感じるのだろう．併せて「ゴトンゴトン系」ではないとも理解するようだ．クオリア表現を教えることが，「動物」や「乗り物」などの質的な違いに気づかせ，引いては抽象語が苦手な子を変える可能性もある．

▶記憶もしやすいクオリア表現

　擬音などを使った説明や指示は，記憶に残りやすいとされる．すっと心に入り，ズッと記憶に残るといえよう．なお説明する時だけではなく，子どもの感じたことや気持ちを聞く場合にも，質感をこめた表現を心がけたいものだ．例えば「ぴりぴり辛い？」「じくじく痛い？」といった表現である．

　子どもがわかりやすい表現法を知ることは，重要であり急務の課題ともいえる．クオリア表現の役割については，さらなる研究と解明が期待されている．

3-C 三～多語文の理解／「あとで」で待てる

　3-C の言語・コミュニケーション領域の課題を全て以下に示す．本文ではその中のいくつかについて解説する．

❶理　解　・語彙：なぞなぞを出題されて，答えがわかる
❷表　出　・対人：「ちがいます」「そうです」「わかりません」「おしえて」「いやです」「やめて」などが言える(身ぶり，シンボルを含む)
　　　　　・語彙：おなかが痛いなどの体の不調を伝えられる
　　　　　・語彙：対となる形容詞(大－小，重－軽など)を使い分けることができる
❸関わり　・従命：「帰るよ」と言われたら，すぐに応じられる
　　　　　・自己抑制：他の人のものを勝手に取らない

● 理解課題

▶ なぞなぞを出題されて，答えがわかる

　身近な動作語を覚え始めたら，その動作語を用いて説明することも覚えたい．例えば，イスは「座るもの」，ハサミは「切るもの」といったことである．まずは，子どもの前に実物や絵カードを並べ，「座るものはどれ？」，「切るものはどれ？」と問い，選んでもらうのがよいだろう．簡単ななぞなぞ遊びとして実施すると，子どもも楽しみながら学習できる．またことばだけで伝わりにくい時は，サインを併用すると，子どもにとってわかりやすいことが多い．理解できる表現が増えてきたら，「帽子はどんなもの？」「かぶるもの」といったことばでのやりとりや，文字で表記する学習へ広げていく．

対となることばを使い分ける「同じ・違う」

　手元の選択肢の中から，見本と同じ絵や物を選ぶことはできることと，二つのものを並べて比較し，「同じ」もしくは「違う」と判断し，表現できることとはまた違う．「同じ」，「違う」と判断し，表現できる力は，「指示待ち」になることなく，主体的に行動するためにとても大切なものである．

　例えば作業学習の際，見本と同じものを作れたら OK，見本と違っていたら残念，という設定はよくあることと思う．この時も，見本と自分の作品を比べて「同じ」「違う」の判断ができないと，いつまでも判断を大人に委ねなければならない．逆に自分で判断できれば，失敗したら次はどうすればいいか，自分で考える力を育てていくことができる．

　さて，「同じ・違う」を伝える一つの方法としては，二つのミニチュア，ブロック，写真などを，「同じ」のエリア，「違う」のエリアに分類する方法がある．イチゴの写真とイチゴの写真なら「同じ」，イチゴとバナナの写真なら「違う」といったルールである．しかし，これだとミスした場合，いまひとつフィードバックが弱い．いろいろなフィードバックの方法があると思うが，例えば三角，四角，丸など，さまざまな形に切り抜いたカードを用いると，「同じ」ならばピタッと重なるし，「違

3：三～多語文の理解

0-A	0-B						
1-A	1-B	1-C					
2-A	2-B	2-C	2-D	2-E			
	3-B	3-C	3-D	3-E	3-F		
		4-C	4-D	4-E	4-F	4-G	
			5-D	5-E	5-F	5-G	5-H
				6-E	6-F	6-G	6-H	6-I
					7-F	7-G	7-H	7-I
						8-G	8-H	8-I

C：「あとで」で待てる

う」時はずれるので，わかりやすい子どもが多いようである．

● 表出課題

▶「ちがいます」「そうです」「わかりません」「おしえて」「いやです」「やめて」などが言える（身ぶり，シンボルを含めて）

　知的障害のある子ども達は，周囲からの問いかけに対して「はい」，のように肯定的な返事をする傾向がある．なので，嫌いなおせんべいを食べる？　と聞かれても「はい」，本当はもっと遊びたいのに，使っているおもちゃを貸してと聞かれれば「はい」，と答えてしまうことが少なくない．自分が嫌な時は「いや」，やめてほしい時は「やめて」といえるようにならないと，相手に誤解されたり，自分が損をしてしまう．

　そこで，嫌な時は「いや」と答える練習からしてみよう．設定は，少々意地悪だが，子どもが好きなおやつの場面が伝わりやすい．子どもの好きなおやつ，例えばグミを小分けにしておき，大人は「グミ，たべていい？」と尋ねる．子どもが「はい」と答えたら，大人は本当に食べてしまう．子どもはびっくり．そこで，もう1回，同じように尋ねてみよう．今度は，何と答えてよいかわからず困ってしまったり，「はい」といいつつも慌てていたりすることが多い．このタイミングで，子どもに「いや」と答えればよいことを伝え，はじめは復唱でも「いや」といえたら，大好きなグミを子どもに返す．

　注意したいのは，このやりとりを覚えると，「いや」と言えば自分の思い通りになると勘違いする子どもがいるということである．自分の思いを表出できるのは素晴らしいことだが，家庭内でのスケジュールや学校の行事など，本人が「いや」と言ってもやらなければならないことがあることも，併せて学んでもらう必要がある．

● 関わり課題

▶「帰るよ」と言われたら，すぐに応じられる

　子どもは今やりたいことを最優先にする，というのは，子どもにとってごく当たり前の姿でもある．けれども，年齢が上がってくれば，いつまでもやりたいことだけをやっていればよい，というわけにはいかない．時間といった概念は，まだまだ難しいが，やめよう，と言われた時に，スムーズにやめられることは大事な課題である．突然に，帰るよ，と言われると，納得できない場合もあるので，少し前になったら，「そろそろ帰るからおわりだよ」などと声をかけておき，少し時間がたってから，「さあおしまい」としてもよい．

　ここで大事なことは，おしまいと言ったあとに，「もう少し，もう少し」と粘る子どもに根負けして引きずられないことである．大人との交渉は，別の内容で学ばせるとよい．どこまで許されるか，という試しあいのやりとりをくり返すと，かえって，お互いに疲れるもとになるだけであると感じる．

3-C

3-D 三〜多語文の理解／順番を待てる

　3-D の言語・コミュニケーション領域の課題を全て以下に示す．本文ではその中のいくつかについて解説する．

❶理　解　・語彙：上位概念語（乗り物，食べ物など）がわかる
❷表　出　・語彙：「楽しかった」「うれしい」「かなしい」「つまらない」など自分の気持ちを表現できる
　　　　　・質問応答：「どこで？」と聞かれて答えられる
　　　　　・質問応答：経験したことを表現する（身ぶり，シンボルを含む）
❸関わり　・見通し：「また今度」「あとで」「あした」などと言われて，しばらくはできないということがわかる
　　　　　・自己抑制：大切なものをそうっと扱える（食器やおもちゃを投げない）
　　　　　・社会的ルール：相手が話している間は黙る．
　　　　　・自己抑制：指摘された後 10 分程度は自己コントロールできる

● 理解課題

▶ 上位概念語（乗り物，食べ物など）がわかる①

　知っている物の名前が増えてきたら，一つひとつをバラバラに覚えておくのではなく，カテゴリーごとに分類し，頭の中で整理することを伝えたい．例えば，ウサギやイヌは動物，電車や飛行機は乗り物，といった具合である．その物のカテゴリーを覚えておくことで，記憶や理解，また自分が人へ説明する時の表現を広げることができるし，もっと身近な例でいえば，スーパー等で買い物をする時に役立つ．例えばお母さんに頼まれた電池を探す時，「電気製品」といった上位カテゴリーや，「小物」といった属性を知らない子どもは，売り場のアタリをつけることができず（売り場のアタリをつけるという，買い物の手順を知らない場合もあるが），スーパーの端から一生懸命，電池を探していることもある．もっとも電池は，スーパーの場合，レジの脇に置いてあることも多いので，経験の中で覚えていくことも大切である．

　さて，上位カテゴリーの伝え方としては，まずは絵カードや写真の「仲間分け」がわかりやすいだろう．またカテゴリーは子どもにとって身近なもので，動物と野菜など，見た目で区別しやすいものが導入時はお勧めである．大人が見本のカードを数種類ずつ並べておき（動物のエリアにはライオン，ゾウ，イヌ，ネコ，野菜のエリアにはトマト，ダイコン，ニンジン，キュウリなど），その上で子どもに絵カードを 1 枚ずつ渡し，

```
2ヒントクイズ                          選択 1

①あかい      やさい
           （ だいこん   きゅうり   とまと ）

②わんわん    どうぶつ
           （ うさぎ   いぬ   ねこ ）

③そらをとぶ   のりもの
           （ ひこうき   ふね   くるま ）

④きいろ      くだもの
           （ ばなな   りんご   めろん ）

⑤じをかく     ぶんぼうぐ
           （ のり   はさみ   えんぴつ ）

⑥みどり      やさい
           （ だいこん   きゅうり   とまと ）
```

3：三〜多語文の理解

0-A	0-B							
1-A	1-B	1-C						
2-A	2-B	2-C	2-D	2-E				
	3-B	3-C	3-D	3-E	3-F			
		4-C	4-D	4-E	4-F	4-G		
			5-D	5-E	5-F	5-G	5-H	
				6-E	6-F	6-G	6-H	6-I
					7-F	7-G	7-H	7-I
						8-G	8-H	8-I

D：順番を待てる

どちらの仲間に入るか，実際に分類してもらう．平仮名が書ける子どもでも，概念が定着するまでは，視覚的材料があった方が，イメージしやすいようだ．

ルールがわかってきたら，その物の上位カテゴリーを手掛かりなしで考えたり，上位カテゴリー名を見て，そこに含まれる物の名前を列挙する課題に広げていくとよいだろう．

・なぞなぞ

上位概念語と動作語を用いた物の機能の説明を理解できるようになると，なぞなぞ遊びをレベルアップすることができる．「そらをとぶ，のりものは？」→「ひこうき」といったように，なぞなぞに答えるためには，事物を概念的に理解することが必要だ．上位カテゴリーや動作語による物の機能の説明のほかに，色（「赤い，果物は？」など）や形容詞（「耳の長い，動物は？」など）も併せてなぞなぞ遊びを楽しみ，概念的な理解を深められるとよいだろう．

レベルアップは，はじめは2要素くらいから答えを導くのがわかりやすいだろう．また，「飛ぶ乗り物」のように助詞を除いたほうが，ルールが伝わりやすいこともある．答えについても，選択肢を用意しておけば子どもの負担が減るし，絵カードなどの視覚的な材料があると，「ほら，りんごは赤いね」など，フィードバックしやすい．

● 表出課題

▶「どこで？」と聞かれて答えられる

疑問詞を用いた質問に答えられるようになると，表現の幅が大きく広がる．身近で変化の少ないことには（「お名前は何？」など），経験を通して答えられるようになることも多いが，本人との関係が少ないことがらや，文章から読み取った内容について答える場合には，疑問詞を概念的に理解しておく必要がある．

疑問詞は，「人」，「場所」，「時間」といった知りたいことの内容によって，「だれ」，「どこ」，「いつ」と区別されている．つまり，「だれ」と問われた時に答えることば→人を表すことば，「どこ」と問われた時に答えることば→場所を表すことば，「いつ」と問われた時に答えることば→時間を表すことばといったように，知っていることばを分類する学習をできると疑問詞を用いたやりとりにつまずいた時によい．

文字を使える子どもであれば，ドリル形式で学習ができる．例えば，「お父さん，学校，先生，たかしくん，トイレ，プール……」など，人と場所を表すことばをランダムに列挙しておき，人を表すことばは「だれ？」の欄に，場所を表すことばは「どこ？」の欄に，分類していく．

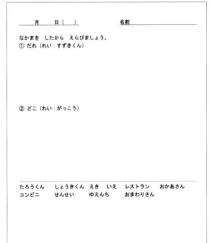

3-D

▶「楽しかった」「うれしい」「かなしい」「つまらない」など自分の気持ちを表現できる

　自分の気持ちをなかなか表現しない子どもの場合，まずは共有した経験について，大人が「おもしろかったね」，「怖かったね」などとことばかけするのがよいだろう．そして，発話できる子どもであれば，その場ですぐ，

大人：「ボールはどうだった？」→子ども：「面白かった」

大人：「すべり台どうだった？」→子ども「怖かった」

といったように，子ども自身がやりとりで自分の気持ちを表現できるよう促すと，記憶に残りやすい．ただ，「怖かった」といったネガティブな気持ちの場合は，すべり台＝怖いもの，としてイメージが固定してしまう恐れもあるため「でも，ママと一緒だったら大丈夫だったね」などと，次につながるようなことばをかけられるとよい．

● 関わり課題

▶「また今度」「あとで」「あした」などと言われて，しばらくはできないということがわかる

　これらのことばが，なんとなくでよいので，しばらくはできないんだな，とわかり，我慢もできるようになると，生活がとてもスムーズになり，楽になると感じることが増えるだろう．見通しを持てるようにもなり，子どものイメージの世界も少し膨らんでいる可能性がある．また，大人は，その場でだけ「あとでにしようね」と言っておきながら，忘れてしまうことも多い．「あとで，って言ってたよ」などと主張できるようになるのは，まだまだ先の話なので，できるだけ，「あとで」といったからには，「あとで」といった約束を守るようにしたほうがよい．あとでしようね，といわれ，その場は我慢をして「～をやったから，こんないいことがあった」とつなげることができると，ごほうびなどを目当てにがんばる，という力も育てられる．

Drill

 どっちかな？

　社会性（ルールや順番・待つ態度）を訓練するドリル．どっちが正しいか，またどっちがおにいさん・おねえさんらしいかを選ばせる．

（湯汲英史，編著．心理学とセラピーから生まれた発達促進ドリル④，すずき出版，2008 より引用）

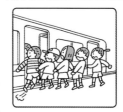
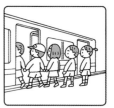
「どっちが まるかな？」
「どっちが おにいさん（おねえさん）かな？」

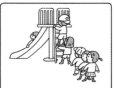
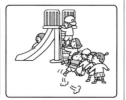
「どっちが まるかな？」
「どっちが おにいさん（おねえさん）かな？」

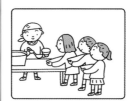
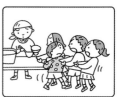
「どっちが まるかな？」
「どっちが おにいさん（おねえさん）かな？」

Column

 時間に合わせて行動する　　　　　　　　　　　（小倉　尚子）

　私たちがまわりの人といっしょに生活する上で，時間は重要な社会ルールである．学校には始業時間があり，その時間に間に合うように登校しなければならないし，学校についてからもスケジュールに沿って行動しなくてはならない．時間という概念が存在しなかったら，まわりの人と一緒に行動することは難しくなるだろう．しかし，大人は当たり前に生活の基準としている「時間」だが，発達障害のある子どもにとって，時間概念の習得はそれほど簡単ではないようだ．

▶ **時間の長さを意識する**

　C君は小学2年生．ADHDと診断されている．登校時間に合わせて支度できない，寝る前の支度をなかなかはじめようとしないなど，生活全般に渡って時間に間に合うように行動できないことが問題となっていた．C君は，時計も正確に読めるし「8時まであと何分？」といった質問にも答えられる．ところが，時間が迫ってきても全く急ぐ様子をみせない．一日中「ほら，早くしなさい！」と指示し続けているお母さんは，「時間に間に合わないことはわかっているはずなのに急ごうとしない．やる気がないだけなんです」とうんざりしている様子であった．

　時刻がわかることと，時間の長さの感覚が持てることは別である．時間の長さの感覚が持ててはじめて時間に沿って行動できるわけだが，こちらのほうがずっと難しい．時刻は時計で示されるので目で見て確認することができるが，時間の長さは目に見えない．それが難しい要因の一つであろう．このことを理解してあげないと，「やる気がないだけ」と誤解してしまう．結果，対応も叱るのみになってしまうだろう．

　C君のお母さんにも，まずこのことを説明し，段階を追って教えていくことにした．時間に沿って行動させようとすると，大人はつい「〇時までにやる」と，ゴールの時間だけを示してしまう．しかし，「〇時までにやる」という指示では，やり終えるまでにどのくらいかかるかを考えて，自分でスタート時間を設定する必要が出てくる．このように時間をさかのぼって考えることは，時間の長さの感覚が弱い子には難しいのである．まずは，「△時になったら始めます」と，スタートの時間を示したほうがわかりやすいだろう．時計の読めない子でも，「時計の針が△に来たら」「（スタート時刻に印をつけておき）時計の針が印まで来たら」と示すとわかることが多い．アラームを鳴らしたり，「このテレビが終わったら，そろそろだよ」と予告したりと，時間を意識しやすいよう工夫するのも有効である．

▶ **時間内に行動する**

　時間でスタートできるようになったら，次は一定の時間内で行動することを教えていきたい．それには，タイマーを使うのが効果的である．時間が進んでいくのは目に見えないが，タイマーの数字が動いているのを見ると，時間が刻一刻と進んでいるのがわかりやすいようだ．タイマーで時間内に行動できるようになったら，時計とタイマーを併用して時計に意識を向けるよう促し，その後時計だけで行動できることを目指していく．

　このように子どもがわかりやすいよう工夫した上でだが，やはり決めた時間はしっかり守らせることが重要だと思う．子どもがズルズル先延ばしするのを許さず，時間になったら手を引いて行動させてしまったほうがいい．こうして，大人が「決めた時間は守らせる」と対応する中で，時間という社会ルールの大切さを学んでいくと思う．

3-E 三～多語文の理解／順番を守る

3-E の言語・コミュニケーション領域の課題を全て以下に示す．本文ではその中のいくつかについて解説する．

❶理　解 ・語彙：位置(前後，上下，左右など)のことばがわかる
❷表　出 ・質問応答：「どうして？」と理由を問う
　　　　　 ・語彙：「わたし」「ぼく」などの人称代名詞を使う
❸関わり ・社会的ルール：大人といっしょに順番を守って遊ぶ

● 理解課題

▶ 位置（前後，上下，左右など）のことばがわかる

前や後といった空間概念を表すことばは，ことばを聞いて，その位置をイメージできたり，その位置へ移動できてこそ，役に立つことばである．

まず，平面上の位置を把握する練習方法の一つとして，「電話帳ジャンプ」（図1）を紹介する．取り組み方は，子どもが電話帳の上に立つ．もちろん，電話帳の上でなくても OK で，場所のマークになるものであれば何でもよい（電話帳や古い雑誌は入手しやすいので，子どもが立つ位置の目印として筆者の所属する施設ではよく利用している．ガムテープで巻いて補強して使う）．そして，本人を中心にして前後左右に電話帳を置く．

はじめは，大人も対面に同じ環境をつくり，ことばかけとともに見本を示す．前といったら前の電話帳にジャンプし，元に戻る．右といったら右の電話帳にジャンプし，元に戻る，といった手続きである．その都度，元へ戻るのは，意味をつかむまでは始点を決めておいたほうが，わかりやすいからである．

子どもの理解が進むにつれて大人が提示する見本は減らすが，この時「前，お腹のほう」，「後，背中のほう」ということばが手がかりになることがある．子どもは自分で手をお腹に当てたり，背中に当てたりして，その方向

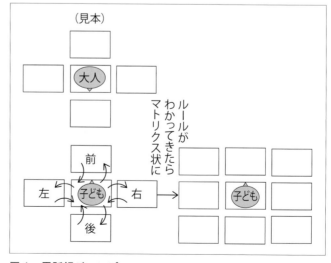

図1　電話帳ジャンプ

3：三〜多語文の理解

E：順番を守る

0-A	0-B							
1-A	1-B	1-C						
2-A	2-B	2-C	2-D	2-E				
3-B	3-C	3-D	•3-E	3-F				
	4-C	4-D	4-E	4-F	4-G			
		5-D	5-E	5-F	5-G	5-H		
			6-E	6-F	6-G	6-H	6-I	
				7-F	7-G	7-H	7-I	
					8-G	8-H	8-I	

へジャンプする．徐々にことばの手がかりも減らし，「前」といわれたら自分で手をお腹に当てて前へ，「後ろ」といわれたら自分で手を背中に当てて後ろへジャンプするよう導く．左右に関しては，「箸を持つ手」といったことばかけが，手がかりになることがある．

　さて，この固定された前後左右の位置がわかるようになってきたら，電話帳を3×3のマトリクス状に置いて，その都度，元の位置に戻ることをやめてみよう．前だった電話帳が後になったり，右のさらに右があることにはじめは戸惑うこともあるが，体を使って楽しくできるので，少しずつ学んでいけるだろう．

机上では

　空間概念は，自分中心だけではなく，客体を基準にしても学ばせておきたい．机上に置いた人形を基準にして，人形の前は？　人形の後ろは？　といった課題である．これも，机上にマトリクスを用意しておくとよいだろう．ことばの理解力に併せ，「人形の前に，ブロックを置く」など，バリエーションを広げてもよい．また上下については，例えば机の上にミニチュアの車，下には犬などを置いておき，「机の上は？」「机の下は？」などとやりとりを進める．

● 表出課題

▶ わたし，ぼくなどの人称代名詞を使う

　日常的な会話の中で，「わたし・ぼく」が登場することはそれほど多くない．自分のことを名前ではなく，「わたし・ぼく」と表現することを教える場合は，役割分担の場面を設定するとよいだろう．

　例えば掃除の係分担．「ほうき」，「ゆか」，「ろうか」などと係が書いてあるカードと，「たかし」，「はなこ」などと子どもの名前が書かれたカードを用意する．じゃんけん等で分担を決めたら，係のカードと名前のカードを並べ，

「ほうきをやる人？」→「ぼくです」

「ゆかをやる人？」→「わたしです」

といったやりとりを行う．「はい」と返事をしたり，「たっちゃん」などと自分のことを呼ぶケースが少なくないだろうが，「ぼく」「わたし」を使うよう導く．

　分担に慣れてきたら，分担するやりとりそのものを，子どもたちに任せてもよいだろう．まずリーダー役の子どもを決める．

リーダー：「○○をやりたい人はいますか？」→他児：「はい」と挙手

複数の場合は，

リーダー：「ではAくんとBくん，じゃんけんをしてください」→他児：じゃんけんを行う

リーダー：「（勝った相手に）ではBくん，○○をお願いします」→Bくん：「はい」

そして，すべて分担が決まったら，前記のように

リーダー：「○○をやる人？」→Bくん：「ぼくです」

リーダー：「△△をやる人?」→Aさん：「わたしです」
といったやりとりを行う.

　受け身なタイプの子どもの場合,希望を聞かれても自分から「はい」と返事をしないこともあるので,自分から主張をする経験にもなるだろう.

●関わり課題

▶ 大人といっしょに順番を守って遊ぶ

　「まってね」や「あとで」と言われ,短い時間でも待てるようになってきた子には,「じゅんばんこ」ということばを使いながら,順序があることを教えていく.よくある場面としては,すべり台やブランコなどを,並んで待つことである.やりたさのあまり,横入りをしたり,友達を押しのけたりせずに,前の子の後ろに大人といっしょに立って,順番が来るのを待てるように,子どもを制止することも,時には必要となる.はじめは,一人でもいいので(2番目にしてもらい)短い時間から待つことを練習する.そして,待った後には,自分もすべることができる,という経験を積むと,いつかはできるんだ,ということもわかり,少し人数が増えても待てるようになっていく.こういう時に「じゅんばんだよ」と声をかけ,「順番」ということばの意味を伝えるようにする.数字がわかるようならば,「〜ばんめ」という言い方でもよい.

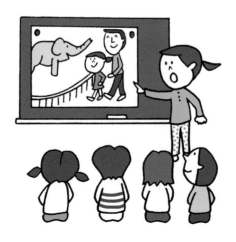

Column

 相手の気持ちを考える

（小倉 尚子）

母の日を目前にしたある日，子ども達数名に「母の日に何をしてあげる？」と質問してみた．「肩をもんであげる」「カーネーションをプレゼントする」「お手伝いをしてあげる」といった答えが返ってくる中，B君は「ゲームの攻略法を教えてあげる」との答え．「お母さんもゲームをしてるの？」と聞くと「ううん」と言う．「お母さんはゲームが好きじゃないから，攻略法を教えても喜ばないと思うよ」と話すと，B君は「そうなの？　じゃあ，どうしよう」と考え込んでしまった．

B君は小学3年生，広汎性発達障害と診断されている．小さいころからおとなしく，大人の言うことは素直に聞く子であった．その反面，自己主張が乏しく好きなこともあまりない様子で，3年生になってようやく「ゲームしたい」などと言うようになったところである．自分の好きなことさえなかなか自覚できなかったB君にとって，何をしたら相手が喜ぶのかを想像することは非常に難しく，「自分の好きなことと，ほかの人の好きなことは違う」ということにもまだ気づいていなかったようである．

一般的な発達では，3歳頃になると，自分の好きな物や好きなことがはっきりしはじめ，それを表現するようになるといわれている．それとともに，「○○は好き？」「△△ちゃんは何がいい？」とたずねたり，一緒に遊んでいる最中に「楽しいね」などと相手の気持ちを確認する姿が出てくる．このように相手に確認することを通して，相手の好きなことや喜ぶことを想像する力が育ってくるのであろう．ところが発達につまずきを持つ子は，相手の好きなことをたずねたり，気持ちを確認する姿があまりみられない．大人がたずねるよう促し，相手の気持ちに気づかせていくことが大切である．

▶自分の「好き」を見つけよう

まず，自分の好きなことを表現しない子には，好きなものをみつけてあげることからはじめよう．ことばで表現しなくても，同じものでくり返し遊ぶなど，行動に表れている場合は多い．そうした場面で，「○○が好きなんだね」と声をかけていく．遊びではみつけられなくても，食べ物なら好みがはっきりしている子もいる．おやつを2〜3種類用意して好きなものを選ばせたり，レストランで写真などで示されているメニューの中から選ばせたりしていくと，子どもの表現を引き出しやすいであろう．

▶家族の「好き」を見つけよう

好きなことを表現できるようになったら，次は相手の好きなことをたずねる機会を作っていこう．B君の場合は，食後に家族全員の飲み物を入れる係をさせた．「お母さん，何がいい？」とたずねさせ，「お母さんはコーヒーが好き．コーヒー入れて」などと頼んで入れてもらうのである．毎日くり返していくと，B君のほうから「お母さんはコーヒーがいい？」と，予測してたずねるようになっていった．

家族に喜ばれるお手伝いを考えてもらうのも有効である．B君のお母さんは，お手伝いのリストを作り，3つくらいのリストの中から「何をしたらお母さんは喜ぶかな？」と考えさせていった．お手伝いをした後は必ず「お母さん助かった．嬉しいよ」と感謝のことばをかけるようにしたそうである．

こうした取り組みを続けていたある日，お母さんが風邪を引いて寝込んでしまった．するとB君は，枕元に体温計と薬を持ってきてくれたそうだ．さらに，お母さんに頼まれてお弁当を買いに行き，家族それぞれが好きそうなお弁当を選んできてくれたという．「Bは，相手を思いやる気持ちがなかったわけではなくて，何をしたら喜んでもらえるかがわからなかっただけなんですね」と言ったお母さんのことばが印象的であった．

三〜多語文の理解／じゃんけんの勝ち負け，あいこがわかる（3 人以上）

3-F の言語・コミュニケーション領域の課題を全て以下に示す．本文ではその中のいくつかについて解説する．

❶理　解　・構文：○○してから△△するなどのような，時系列のある指示を理解できる
❷表　出　・質問応答：自分の経験の範囲内のことであれば，「〜な時どうする」の質問に答えられる
　　　　　・対人：相手より先に，自分から挨拶ができる
❸関わり　・社会的ルール：大人といっしょに順番を守って遊ぶ
　　　　　・社会的ルール：相手が話し終えたら話題に沿って話す，行動する

● 理解課題

▶「○○してから，△△する」などのような，時系列のある指示を理解できる

　「○○してから，△△する」といった時系列のある指示を理解できるようになると，見通しを持って行動できるようになる．生活の中では，任せられる時間が延び，子どもには自信がつくし，大人としても助かるだろう．

　「○○してから，△△する」という表現が伝わりにくい場合は，「1 番，○○する．2 番，△△する」という表現が伝わりやすいことがある．

　例えば，食後のスケジュール．「歯磨きをしたら，お風呂ね」と伝えてもよいが，「1 番，歯磨き．2 番，お風呂」と番号をつけて話すと，覚えやすく，また思い出しやすいのである．歯磨きが終わってボーっとしている子どもに対して，「次，何だっけ？」というより，「2 番，何？」と聞いたほうが，記憶を引き出しやすいことがあるようだ．

　また，記憶できる量が増えてきたら，要素を 3 つに増やし，例えば帰宅後のスケジュールを，「1 番，かばんを片付ける．2 番，洗濯物を取り込む．3 番，おやつ」などと伝えてもよいだろう．そして，時系列の指示を理解し，行動できるようになってきたら，「かばんを片づけて，洗濯物を取り込んだら，おやつね」などと，文の表現に切り替えていく．ことばの学習を進める際，理解できる文の形式を広げていくことはとても大切だが，子ども自身が理解しやすい表現，子ども自身が行動の手がかりとして使える表現を併せて用いることも大切である．

時間への展開

　ことばの理解力は同程度でも，生活年齢によって当然，課題は変わってくる．小学校高学年くらいで時系列の指示が理解できてきたら，時計を見て行動することを伝えたい．時計は，本人の理解に合わせアナログでもデジタルでも構わないが，アナログ時計が読めたほうが便利だろう．

　時計を見て行動する課題は，①決められた時間になったら，自分のやるべきことをはじめる（例：5 時になったら，カーテンを閉めるなど），②決められた時間までに自分のやるべきことを終わらせる（7 時 30 分までに，着替えを済ませるなど）といったことが挙げられる．いずれにせよ，はじめは

3：三～多語文の理解

0-A	0-B							
1-A	1-B	1-C						
2-A	2-B	2-C	2-D	2-E				
	3-B	3-C	3-D	3-E	3-F			
		4-C	4-D	4-E	4-F	4-G		
			5-D	5-E	5-F	5-G	5-H	
				6-E	6-F	6-G	6-H	6-I
					7-F	7-G	7-H	7-I
						8-G	8-H	8-I

F：じゃんけんの勝ち負け，
　あいこがわかる（3人以上）

長い時間を意識し続けるのは難しいので，5分先くらいの時刻を設定し，「○時△分になったら，お母さんに教えてね」と伝える．メモを一緒に渡しておくと，意識が持続しやすいし，万が一，報告を忘れてしまった時もメモを手がかりに振り返りができる．こちらの指示を理解して行動する練習を行う際も，大人に伝えるという表出の手順を加えておくと，ミスしていないか大人も確認できるし，「自分ができること＝勝手にしてよいこと」と子どもが誤学習することを減らせるだろう．

● 表出課題

▶ 相手より先に，自分から挨拶できる

3-B でも説明したとおり，相手より先に挨拶するためには，自分のまわりにどんな人がいるか，常にキャッチしておく必要がある．「いる－いない」といった表現を覚えたり，所属する集団のメンバーの名前を覚えたりするなど，ことばの力，人への意識を高める一方，生活習慣としても，挨拶する練習に取り組めるとよいだろう．

家庭であれば，朝，起きて家族のいる居間等に入ってきたら「おはようございます」，学校等へ出かけるために玄関を出る時「いってきます」，外から帰ってきて，玄関に入ったら「ただいま」など，まずは場面をしっかり決められるとよい．大人の働きかけとしては，こちらからは意識的に挨拶はせず，子どもが挨拶できたら返事をし，子どもが何も言わずにいる時は，「何て言うんだっけ？」と間接的なことばかけにするとよいだろう．

また併せて，相手が挨拶してくれている時は足や手を止め，相手に注目し続けることを教えたい．挨拶をできるようになっても，自分が挨拶を済ませたら，こちらが返しているのにその場からさっさといなくなってしまう子どもが少なくない．相手の挨拶が終わるまでその場にいることができると，社会に出た時も安心である．挨拶の場面以外でも，「A くん」等と呼びかけられたら自分のやっていることを止め，相手の方を向く，話しかけられている間は体の動きを止め，相手に注目し続ける経験を重ねられるとよいだろう．

● 関わり課題

▶ 相手が話し終えたら話題に沿って話す，行動する

私たちの会話には，一見するとあまり意味のないものもたくさんある．子どもは自分の興味があることを話したい，という思いが強く，大人の話を聞けないことも多い．低年齢のうちは笑って済むことでも，年齢が高くなってくると，何か違和感を感じたり，失礼に感じられることもある．小学生の子どもに「こんにちは，汗がいっぱい出ているね，外は暑かった？」と言ったところ「今日，なにやるの？」などという答えが返ってきたりする．「えーー，先生の話を聞いてないのぉーー」と思ってしまう．「外は暑かった？って聞いているんだけど……」ともう一度話しをくり返し，せめて，「はい」と返事をするか，「暑かったよ」という答えを促すようにする．

3
F

4-C 重文・複文の理解／「あとで」で待てる

4-C の言語・コミュニケーション領域の課題を全て以下に示す．本文ではその中のいくつかについて解説する．

❶理　解 ・物語：複数の絵から，ストーリーを理解して並べなおすことができる
　　　　　 ・語彙：3 ヒントクイズがわかる
❷表　出 ・対人：「～してもいい？」などの許可表現ができる
　　　　　 ・文発話：主観と客観で表現が変わる動作語（行った－来たなど）を文レベルで使い分けることができる
　　　　　 ・語彙：反対語などを類推して答えられる
❸関わり ・自己抑制：「貸して」「～していいですか？」と頼んだ時，相手が決めた結論に従える
　　　　　 ・対人意識：セラピストの見本行動に注目できる．
　　　　　 ・対人意識：身体やおもちゃが他の人にぶつからないように意識できる

● 理解課題

▶ 複数の絵から，ストーリーを理解して並べなおすことができる

　少し長い行動の見通しを持つことを促す．一人の行動はこの段階の子どもにも伝わりやすいだろうが，複数の人間がやりとりする場面などは，まだ難易度が高い．知っている絵本などがあれば，象徴的な場面をカラーコピーなどして，時系列順に並べ替えるとよい．その際，絵を並べる枠（左から順に 1，2，3 と番号をふる）があると，子どもがルールをキャッチしやすい．

▶ 3 ヒントクイズがわかる

　複数の要素を正確に聞き取り，理解するために，前述の聞き取り学習のほか絵カードを使う方法もある．例えば，「赤い帽子，黄色い帽子」，「ボールを持つ，バットを持つ」，「男の子，女の子」といったように，三つの要素に二つずつ選択肢を入れると，2 × 2 × 2 で 8 パターンの絵カードができる．3 要素を正確に聞き取れていないと正しく選ぶことができない．自作する場合は「大，小」「赤，黄」「丸，三角」など，大きさ，色，形の 3 要素にすると比較的作りやすい．

・聞き取り学習

　4-C に当てはまることばの理解力をもつ子どもでも，日常生活の中で，相手の話を正確に聞き取っているとは限らない．一部しか正確には聞いておらず，その一部のみで判断して行動する子どもも少なくない．正確に聞き取れないと，①3 つ持ち物があるのに，2 つしか持ってこないなど，忘れ物をする，②自分に言われていることと，別の友達や別のグループに言われていることを混同する，③勘違いの発言をし，周囲から浮いてしまうといった問題が出てくる．特に，日中の過ごし方が集団生活中心になり，より会話も複雑になる学童期の子どもにとっては重要なことである．聞き逃しが原因で誤解をし，本人が周囲とトラブルを起こしたり自信をなくしたりすることもある．

4：重文・複文の理解

0-A	0-B							
1-A	1-B	1-C						
2-A	2-B	2-C	2-D	2-E				
	3-B	3-C	3-D	3-E	3-F			
		4-C	4-D	4-E	4-F	4-G		
			5-D	5-E	5-F	5-G	5-H	
				6-E	6-F	6-G	6-H	6-I
					7-F	7-G	7-H	7-I
						8-G	8-H	8-I

C：「あとで」で待てる —— 4-C

　そこで，大人が話した文をそのまま筆記する課題に取り組んでみると，本人が普段どの程度正確に情報をキャッチしているか，推測することができる．大人が話す文は，子どもの理解力や語彙数によって調整する．

　さてこの課題だが，いうまでもなく注意を持続する力が大きく影響する．話している相手のほうに注目する，はじめのうちは大人の話が全部終わってから書きはじめるなど，話の聞き取り方についても，子ども自身が学べるとよいだろう．

● 表出課題

▶ 反対語などを類推して答えられる

　「ぞうは大きい，ねずみは？」「小さい」といったように，「大きい」の反対を類推するためには，反対概念を知識として知っているだけでなく，「大きい」の反対を表現することばを聞いているというルールに気づく必要がある．このルールに気づけないと，「お母さんは大人，あなたは？」「太郎です」などと，自分の名前を答える子どももいる．

　ルールに気づくまでは，絵や写真などを提示しながら，「昼は明るい，夜は？」「暗い」などとやりとりできると，子どももイメージしやすいだろう．慣れてくれば，ドリル形式の学習も可能だ．口頭で答えるより，書いて答えるほうが時間を必要とするので，その分，頭でイメージし続けなければならない時間も延びる．負担に感じる子どももいるようだが，やはり書いたほうが記憶には残りやすいようだ．

　また，この反対類推のやりとりができるようになるまでは，子どもに注意する際，本人が守るべきことを端的に言ったほうが伝わりやすい．「うるさい」ではなく，「しずか」，「口を閉じる」，「（鼻をほじって）きたないなあ」ではなく，「手はひざに」といったようにである．

● 関わり課題

▶「かして」「〜いいですか」と頼んだ時，相手が決めた結論に従える

　子どもは，「ちょうだい」や「かして」ということばを使った時，たいていはその思いが叶うという経験をしている．また，その思いが叶うからこそ，ことばは便利なものだと感じて使うようにもなるので，「かして」といっても貸してもらえない経験ばかりであったら，当然「かして」を言う必要を感じなくなってしまう．しかし，「かして」と言ったら，すぐに奪い取るように持って行ってしまう子どもがいたりする．「かして」といった瞬間には，欲しいものにさわっていることも多い．そのような時「どうしようかなあ」「先生，考えるからね」などのように，少し子どもに待たせる時間を取る．欲しいものにはさわらせないように「手はきをつけね」とか「手はおひざね」などといって手の位置を具体的に示しつつ，少し待たせてから結果を伝えるようにする．そして「やっぱり今日はもう終わりだから，かせない」とか「それは，先生が決めるからね」などと伝え，あきらめたり気持ちを切りかえる経験を積ませる．

4-C

4-D 重文・複文の理解／順番を守る

　4-D の言語・コミュニケーション領域の課題を全て以下に示す．本文ではその中のいくつかについて解説する．

❶理　解　・語彙：上位概念語（硬いもの，柔らかいものなど）がわかる
❷表　出　・対人：いってらっしゃいーいってきます，ただいまーおかえりなどの関係の変化する挨拶ができる
　　　　　・文発話：物の特徴や属性を用いて，なぞなぞを出題することができる
　　　　　・文発話：助詞（が，を，に）を含んで話す
❸関わり　・自己抑制：相手が話している間は黙る
　　　　　・自己抑制：指摘された後10分程度は自己コントロールできる
　　　　　・対人意識：挨拶をした時に，相手から挨拶を返されるまで視線を向け続けられる
　　　　　・対人意識：場面に合わせて，声の大きさを調整できる
　　　　　・従命：頼まれると簡単なお手伝いができる

● 理解課題

▶ 上位概念語（硬いもの，柔らかいものなど）がわかる

　上位概念語のうち，3-D で説明したカテゴリーの名称を覚えてきたら，形容詞の使い方も覚えていきたい．形容詞の使い方を学ぶことで，相手の指示をより細かく理解することができる．例えば調理をする時も，「薄く」「小さく」といったことばだけで，イメージしやすくなる．一方，表現の幅を広げることも可能だ．「（甘いより）もっと辛いほうがいい」「（温かいより）冷たいほうがいい」など，自分の主張をより細かく，相手に伝えることができる．

　学習の方法としては，「冷たいもの」「温かいもの」「固いもの」「柔らかいもの」といったようにいくつか選択肢を用意し，「アイスクリーム（○○○○○○）」そのものの特徴を穴埋めしていく方式が，はじめはわかりやすいだろう．ルールを理解し，知識がある程度ストックされてきたら，「高いものを三つあげてください」など，事物の名称を列挙してもらうとよい．

特徴の抽出

　ある物を形容詞を使って表現できるということは，その物の特徴を抽出できるということである．例えば，「新幹線→速い，電車，乗り物」，「りんご→赤い，丸い，甘酸っぱい，果物」などである．「ハチとすずめ，どこが同じ？」といったように，複数の物の共通点を探す課題があるが，まずはそのものの特徴を抽出する作業をする必要がる．

　特徴を抽出する際に注意したいのは，そのものの本質的な特徴をみつけること．例えば，「新幹線→窓がある」では，決して間違っているとは言えないが，「窓がある」と言われて新幹線を想像できる人は，まず，いないだろう．発達障害のある子どもの中には，全体像ではなく，部分しか見ていなかったりして，他者に伝わるようにそのものの特徴を抽出できないことがある．この場合は，「仲間

				4：重文・複文の理解				
0-A	0-B							
1-A	1-B	1-C						
2-A	2-B	2-C	2-D	2-E				
	3-B	3-C	3-D	3-E	3-F			
		4-C	4-D	4-E	4-F	4-G		
			5-D	5-E	5-F	5-G	5-H	
				6-E	6-F	6-G	6-H	6-I
					7-F	7-G	7-H	7-I
						8-G	8-H	8-I

D：順番を守る

は（カテゴリーは）？」「色は？」「形は？」など，はじめのうちは枠を決めて，答えを出していくのも一つの方法である．6-F の項で詳しく説明するが，複数の物の共通点を抽出する場合も「トマト→仲間：野菜，形：丸い，色：赤い」，「リンゴ→仲間：果物，形：丸い，色：赤い」などと，比較する要素を揃えたほうがルールがわかりやすいようだ．

● 表出課題

▶ 物の特徴や属性を用いて，なぞなぞを出題することができる

　物の特徴を抽出できるようになると，なぞなぞ遊びの出題ができる．例えば絵カードを複数枚用意し，箱や袋の中に隠す．出題者は回答者に絵カードが見えないように 1 枚取り，取った絵カードに描かれたものの特徴を，ヒントとして出していく．失語症の言語訓練などで用いられる方法を流用したものだが，発達障害のある子どもの場合，ルールをわかりやすく伝える必要がる．

　はじめは，「はさみです」などと，その物の名前を言ってしまう子どもが多い．大人が見本を示したり，「何の仲間ですか？」「どんなものですか？」など，質問に答える形式にしてもよいだろう．また前述したように，本質的な特徴から外れたヒントを出したり，長靴のヒントを「キャンプで履く」というなど，かなり自分の経験に引き寄せて答える子どもが少なくない．「それじゃあ，わからないなあ」などと伝え，大人からも手がかりを出しながら，徐々に的確なヒントを出せるように促したい．

▶ 助詞（が，を，に）を含んで話す

　調理や工作など，作業系の学習をする際，レシピや手順表を使うことは少なくないと思う．助詞の獲得段階にある子どもの場合，レシピなどに助詞が書かれていても「きゅうり，切ってもいいですか」など，読み飛ばして確認を求めてくることが多い．そこで，本人の理解力に合わせて助詞の部分を「きゅうり□切る」などと空白にし，補充して読むよう求める．大人に確認を求める際に何を補充するか考えなければならないので，助詞への意識を高めることができる．一般的に，会話の中では助詞は省略されることがめずらしくないが，書いて表現する時には省略できない．発達障害があると，場面によって表現を使い分けることが難しいこともあるので，助詞の学習段階にある子どもの課題の一つとしてはよいだろう．

● 関わり課題

▶ 相手が話している間は黙る

　まず，「人が話している時には黙って聞くんだよ．相手の話に間があったら，話てもいいからね．それがお話の決まりだよ」という基本的なルールをふだんから話しておく．その後，会話の中で，黙っていられずに割り込むように話をしてきた時には，話をちょっと止めて「お話の決まりは，なんだっけ？」と問い返してみる．あるいは，首を振って静かにと口に指を当てるしぐさや，「待って」の手をみせるなどで，自分の行動に気づかせていくようにする．

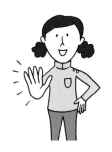

重文・複文の理解／
「勝ちたい」「うまくなりたい」「お兄さん
になりたい」という思いがある

4-E の言語・コミュニケーション領域の課題を全て以下に示す．本文ではその中のいくつかについて解説する．

❶理　解　・構文：複数の人物が関係する文がわかる（お母さんが男の子を描くなど）
❷表　出　・質問応答：「いつ？」と聞かれて日にちや曜日を答えられる
　　　　　・質問応答：「どうして〜したの？」に対して，一般的に受け入れられる理由を説明できる
　　　　　・説明：いつ，どこで，何をしたかを明らかにして，時間の流れに沿って話ができる（複数の文で表現できる）
❸関わり　・自己抑制：決められた場面では独り言を言わない，爪などをいじらないでいられる

● 理解課題

▶ 複数の人物が関係する文がわかる（お母さんが男の子を描くなど）

　二〜三語文を読み取れるようになってきたら，複数の人物が関わる文も，主語と目的語を区別して読み取れるようになりたい．はじめは，本人ができる三語文くらいからでよいだろう．例えば，「お母さんが男の子を描く」と「男の子がお母さんを描く」，「男の子が女の子を追いかける」と「女の子が男の子を追いかける」といった文の主語，目的語の区別を，まずは単語の順番を手掛かり，つまり最初に登場するのが主語として理解を促していく．

　学習方法として，文を読んで絵カードを選択する課題の場合などは，文に合わせて，主語は必ず左側に描くといった配慮ができると，わかりやすいだろう．また，表出につながる課題でもあるが，ことばで「誰が？」「誰を？」と確認する場合も，まずは主語をたずねるようにする．

　絵カードを見ながら，「誰が？」「誰を？」「どうする？」といった質問に順に答えていくドリルもよいだろう．より主体的に絵の意味を理解する必要がある．また理解が進むにつれて，主語の絵と目的語の絵の並びを左側からに固定するのではなく，徐々にランダムに提示するようにすると，主語の役割，目的語の役割により注目することが必要だ．「お母さんが男の子を描く」と「お母さんを男の子が描く」を区別するなど，さらに意味理解を深めるためには助詞に注目しなければならないが，それは 5-D の項で紹介する．

● 表出課題

▶「いつ？」と聞かれて，日にちや曜日を答えられる

　「いつ」という疑問詞に答えられるようになるのは，3〜4 歳といわれている．「いつ」がわかると，生活の中で見通しを持てるようになってくる．曜日や日にちによっておよそ予定や流れは決まっていることを経験を通して学び，時間には区切れ目があることを学べるとよいだろう．

　日にちは，1 月 1 日から 12 月 31 日まで 365 パターンあるので，はじめは曜日がわかりやすい．ま

4：重文・複文の理解

0-A	0-B							
1-A	1-B	1-C						
2-A	2-B	2-C	2-D	2-E				
	3-B	3-C	3-D	3-E	3-F			
		4-C	4-D	4-E	4-F	4-G		
			5-D	5-E	5-F	5-G	5-H	
				6-E	6-F	6-G	6-H	6-I
					7-F	7-G	7-H	7-I
						8-G	8-H	8-I

E：「勝ちたい」「うまくなりたい」「お兄さんになりたい」という思いがある

た，はじめから「いつ？」は難しいので，「何曜日？」に答える練習からはじめたほうが，子どもは聞かれていることのイメージを持ちやすいだろう．

　「日曜日だから，パパ，お休みだね」，「今日は土曜日，プールの日だ」，「水曜日は○○（テレビ番組名など）を観る日だね」など，はじめは大人が語りかけながら，その曜日の予定や見通しを伝えられるとよい．そしてその中で「今日は何曜日？」，「プール行くのはいつかな？」などと聞いていくと，子どもの中で曜日ごとのおよそのイメージが固まり，1週間単位の見通しを持てるようになる．カレンダーに，印をつけ，「今日は何日？」と聞くなどのやりとりからはじめるとよい．

▶ 「どうして～したの？」に対して，一般的に受け入れられる理由を説明できる

　「どうして～したの？」という質問に答えるためには，過去を振り返ることが必要である．過去を振り返ることにより，過去に原因があり，今の結果があることを学ぶ．例えば，「どうして，ご飯，こぼしちゃったの？」「よそ見をしていたから」といったやりとり．子どもが理由を答えられない時は，大人が原因を言語化して伝える．もちろん，ミスの指摘だけでなく「どうして，ご飯，こぼさなかったの？」「前を向いていたから」など，プラスの行動を振り返るやり取りも大切である．発達障害のある子どもの場合，自分の行動についてのセルフモニターが弱いことも少なくないので，なぜ自分が失敗したのかわからないことが多いが，それと同じくらい，なぜ上手にできたのかが，わからないことも多い．すると，同じ失敗を繰り返したり，上手にできたことも積み上がりにくかったりといったことにつながる．

　またこのやりとりと併せて「じゃあ，次はどうする？」というやりとりも学べるとよいだろう．4-Eの段階の子どもには若干難しいかもしれないが，「どうして，ご飯，こぼしちゃったの？」「よそ見をしていたから」といったやり取りの後に「じゃあ，次はどうする？」「前を向いて食べる」というやり取りをして，実際に前を向いて食べるよう導くと，「成功につながる失敗」となる．

● 関わり課題

▶ 決められた場面では独り言を言わない，爪などをいじらないでいられる

　独り言を言ったり，爪をいじったり，噛んだりということは，人から奇異に見られたり，不潔な印象を与えてしまう．しつこく繰り返しやめるように言っても，なかなか止まりにくいことが多い．しかし，まずは場所や時間を限定して，その間だけでも気にせず，コントロールできるような力をつけていくことからはじめるとよい．独り言は口を「ン」と結ばせること．爪をいじったり，噛んだりについては，両手を使う活動や課題，作業などをするか，手をひざに置いてじっとして止めておくといったことをきちんと約束して，「～の間は口を『ン』だよ」「手を膝にしていようね」などの指示でできるように促していく．「黙っていられた時」「爪を気にしないでいられた時」を意識できるように，途中で褒めたり，少し励ましたりしたほうがよいだろう．また約束を守れたら，その後にも「だまっていられたね」「おしゃべりしなかったね」とか「爪を触らなかった」「かまなかったね」「かっこよかったよ」などのように伝えていくとよい．

4-E

4-F　重文・複文の理解／じゃんけんの勝ち負け，あいこがわかる（3人以上）

　4-F の言語・コミュニケーション領域の課題を全て以下に示す．本文ではその中のいくつかについて解説する．

❶理　解　・語彙：昨日，今日，明日がわかる
　　　　　・文字：書字：書きやすい文字を，いくつか模写できる
❷表　出　・文発話：「〜から」「〜たら」「〜まで」などの助詞が使える
　　　　　・説明：目に見えない身体や物の機能（働き）を説明できる（「鼻は何をするもの？」「ストーブは何をするもの？」など．知能検査に含まれる「目」「耳」は用いない）
❸関わり　・社会的ルール：相手が話し終えたら話題に沿って話す・行動する

● 理解課題

▶ 昨日，今日，明日がわかる①

　4-E で説明したような経験を通して，日にち，曜日に親しんできたら，昨日は何日で何曜日だったのか，今日は何日で何曜日なのか，明日は何日で何曜日なのかも，理解し，またやり取りでも答えられるようにしておきたい．

　昨日，今日，明日がいつなのかを知っておく必要があるのは，見通しを持つことと，見通しを持つことにより，主体的に行動するためである．例えば明日は火曜日，ということが理解できていないと，明日の持ち物準備も自分ではできない．

　まずは，カレンダーを用いて，今日は何月何日，何曜日なのか知る手だてを身につけるとよいだろう．朝起きたら，カレンダーのその日の上に印をつける，マグネットを置くといった手続きを日常生活のスケジュールの中に入れられるとわかりやすい．慣れてきたら，新聞の日付やテレビのニュース等で確認しても構わない．いずれにせよ，学齢期以降の子どもは，大人に言われて日付を確認するのではなく，自分から確認する習慣を身につけることが大切である．

　例えば明日については，夜，「明日の学校の準備をしよう．明日は何曜日かな？」などと，日課表やカレンダーを見ながら日常生活の中で覚えられると，暮らしの中で活かせることばとして覚えることができる．昨日については，「昨日，何があった？」と過去を振り返るやり取りになるが，過去を振り返るためには日記をつけておくと便利である．

　さて，日にちや曜日に関しては，これらにまつわる一般的な知識も覚えておきたい．これはドリル形式でもよいだろう．例えば月火水木金……という曜日の並び．「月曜日の次は何曜日？」，「月曜日の前は何曜日？」といった問題で，並びを覚えられるとよいだろう．ただこの問題の場合，曜日の並びよりも前，後といったことばの理解の課題のほうが課題になる子どももいる．前や後は，空間を表わすだけでなく，時間の概念にも用いられることを，学んでおけるとよい．「○○の前に，△△をしておいてね」や「□□の後に，××をするよ」といった使い方と併せて学習させたい．これらは日常

4：重文・複文の理解

0-A	0-B							
1-A	1-B	1-C						
2-A	2-B	2-C	2-D	2-E				
	3-B	3-C	3-D	3-E	3-F			
	4-C	4-D	4-E	4-F	4-G			
		5-D	5-E	5-F	5-G	5-H		
			6-E	6-F	6-G	6-H	6-I	
				7-F	7-G	7-H	7-I	
					8-G	8-H	8-I	

F：じゃんけんの勝ち負け，
　　あいこがわかる（3人以上）

生活の中ではよく用いられる表現であるが，この段階では，あいまいな理解にとどまっている子ども
も少なくない．また冬は12月，1月，2月，春は3月，4月，5月といった季節による区分や，子ど
もの日があるのは5月，夏休みは7月，8月，クリスマスは12月といったように，祝日や行事との
結び付きも，整理できるよいだろう．

● 表出課題

▶「～から」，「～たら」「～まで」などの助詞が使える

　4-Dでお話しした助詞（が，を，に）などと異なり，～から，～たらは，文と文をつなぐ役割があ
る．これらの助詞を使えるようになるためには，物事の前後の関係や，原因・結果，仮定を理解して
おく必要がある．

　そこで，3-Fで説明した時系列のある指示の理解と併せて学べるとよいだろう．3-Fでは，時系列
の指示を文で伝えてもわかりにくい場合，
1番，かばんを片付ける．2番，洗濯物を取り込む．3番，おやつ．
といったように，番号をつけ，一文ずつ伝えるとわかりやすいと述べた．この指示が伝わるように
なってきたら，
大人：「洗濯物を取り込んでから何やるの？」　子ども：「洗濯物を取り込んでから，おやつです」
などというように，二文を一文につなげて答えるようなやりとりを促す．はじめはもちろん，大人が
教える必要がある．ことばでやり取りした後に，ことば通りの経験をするので，意味が伝わりやすい．

　もちろん，この練習は，ドリルでも可能である．例えば，「次の二文を，例にならって一文にしな
さい」という設問を設け，「例：ご飯を食べる，お風呂に入る　→ご飯を食べたら，お風呂に入る」
「宿題をする，ゲームをする」といった問題を出していく．ドリルは，考える枠組みは作ってくれ
る．しかし，文のみからイメージを持ちにくい子どもの場合は，実際の場面でも使う経験を設定した
ほうがよいだろう．

● 関わり課題

▶ 相手が話し終えたら話題に沿って話す，行動する②

　3-Fと同じ課題ではあるが，とりあえず，大人の話を受け止めたということを「ハイ」とか「うん」
などの返事で返すことを子どもに促していく．その次に「きいて」とか「ちょっといいですか？」
「話は変わるんだけど……」「急に思い出したんだけど」などのような前置きとなることばがいくつ
かあることを教えていくとよい．人から話しかけられた時には「まず相手の話を聞いて返事をするこ
とが第一で，自分が話したいことは二番目だよ」「話したいことに変わる時には，前置きのことばを
言ってね」などのように順番も教えながら伝えていく．こうしたことができると，ぎこちないながら
も唐突感はかなり減るように感じられる．

4-G 重文・複文の理解／教室の中でのルールや，社会のルールがわかる

4-G の言語・コミュニケーション領域の課題を全て以下に示す．本文ではその中のいくつかについて解説する．

❶理　解　・語彙：昨日，今日，明日がわかる
　　　　　・物語：案内文などの読み取りができる
❷表　出　・説明：他者の役割，仕事の中身などを説明できる(おまわりさん，宅配便の仕事，書記，議長など)
❸関わり　・社会的ルール：話題が一段落つくまでその話題を維持する

● 理解課題

▶ 昨日，今日，明日がわかる②

「昨日」など曜日や日付について学習する時は，単に何月何日で，何曜日か，といったことだけではなく，過去を振り返ったり，見通しを持ったりすることへつなげていきたい．これも学齢期以降の課題になるだろうが，過去のことを振り返る場合，日記をつけておけるとよい．何の手がかりもないのに，「昨日，何があった？」と聞かれても，昨日の意味がわかるまでは，子どもは困ってしまうだろう．

日記をつける場合は，まずは①日付・曜日，②どこに行きましたか？，③誰と行きましたか？，④何をしましたか？，⑤どんな気持ちでしたか？といった質問に回答する形式がよいだろう．

このような手がかりを残しておけば，①「昨日は何月何日？」→子どもはそのページを開く，②「どこに行った？」，③「何をした？」といったやりとりを，日記帳を見ながらすることができる．

この形式に慣れてきたら，どこに行きましたか？（公園）→公園に行きました．
のように，文で表現する練習をするとよいだろう．

▶ 案内文などの読み取りができる

学齢期，特に小学校高学年以上の子どもの場合，日にちや曜日，そして時間などを理解するようになったら，案内文や大人の話から必要事項を読みとったり，聞き取ったりする経験もしておきたい．例えば「10 月 10 日（土）は運動会です．朝，8 時までに学校へ来てください．集合場所は全員，体育館です．持ち物は水筒，タオル，お弁当です」といった文章から，運動会はいつか，何時までに学校へ行けばよいか，集合場所はどこか，持ち物は何か，といったことを，抜き出す力をつけさせたい．はじめはドリル形式で，案内文と必要事項を抜き出すための質問文が書かれたプリントに取り組むのがわかりやすいだろう．

● 表出課題

▶ 他者の役割，仕事の中身などを説明できる(おまわりさん，宅配便の仕事，書記，議長など)

子どもが，他者の役割を学ぶ最初の機会はままごとをはじめとする「ごっこ遊び」である．ままご

4：重文・複文の理解

0-A	0-B							
1-A	1-B	1-C						
2-A	2-B	2-C	2-D	2-E				
	3-B	3-C	3-D	3-E	3-F			
		4-C	4-D	4-E	4-F	4-G		
			5-D	5-E	5-F	5-G	5-H	
				6-E	6-F	6-G	6-H	6-I
					7-F	7-G	7-H	7-I
						8-G	8-H	8-I

G：教室の中でのルールや，社会のルールがわかる

とは，はじめはお母さんと子どものやりとりといった，自分にとって身近なことからはじまり，お医者さんごっこやお店やさんごっこなど，頻度の少ない経験についても遊びの中に取り入れていく．しかし，一般にごっこ遊びをしている段階では，その役割については十分に説明できず，「お医者さんて，どんな人？」と聞いても，「お注射ちっくんするの」，「お風邪の時行くの」など，自己の経験に基づいた内容に留まることが多いだろう．

「お医者さんは，病気やけがを治してくれる人」といった職業についての一般的な説明は，知識として学んでいく必要があるが，人の役割を学ぶ土台として，まず他者が何をしているかに関心を持つように促していく．

家庭の中では，「お母さん，何している？」「お掃除している」，園や学校では「先生，何している？」「荷物を運んでいる」など，実際の場面や，絵カードなどの説明を通して学習を進める．動きを理解するには，一定時間，注目し続ける必要があるし，部分ではなく全体から意味をキャッチしなければならない．中には，掃除をしている絵カードを見て「ほうき持っている」，台所で魚を焼いている絵カードを見て「お魚食べるの」と答える子どももいる．他人の動きを読み取る学習としては，ほかにジェスチャーゲームもあるが，これは演じる方もなかなか難しいようだ．

さて，他人の動きに関心を持ち，説明できるようになると，自分から手伝いをすることにつなげることができる．「友達が荷物を持っているから，半分，持ってあげよう」，「友達がほうきで掃いているから，ちりとりを持って行ってあげよう」といったことは，はじめは場面で教えていくが，自分で気づくようになるためには，他者が何をしているかに関心を持ち，その行為を理解できる必要がある．

●関わり課題

▶話題が一段落つくまで，その話題を維持する

4-D や 4-F と同様に，人とのやりとりには，一定のルールがあることがわからない子どもがいる．こちらの話を聞くことが苦手で，自分の話をしたいという思いが強くて，話を聞いていない，という評価を受けていたりする．こういう場合，まず人と話しをする時にはルールがあることをあらかじめ話し合っておくとよい．「話題」というと漠然としているが，関係のある話なのかない話なのかといった言い方でもいいので，それを理解させることがまず第一段階．そして，何回くらいやりとりが続けば，話題を変えてもいいのかといったことも話し合っておく．話題によっては，1，2回のやりとりで終わるかもしれないし，ゲームの話ならば延々と続く場合もあるだろう．何回が適切であるかは，経験の中で学ぶしかない．ただ，話が変わる時には 4-F で挙げたような前置きのことばを入れる練習をしておけば，やりとりが続かなくてもおかしくはないことも，併せて教えていく．

4-G

5-D 絵本・アニメの筋に興味を持つ／順番を守る

5-Dの言語・コミュニケーション領域の課題を全て以下に示す．本文ではその中のいくつかについて解説する．

❶理　解　・構文：可逆文を助詞の意味から理解できる
❷表　出　・文発話：「〜のみ」「〜だけ」「〜しか」「〜けど」などの助詞が使える
　　　　　・語彙：語列挙(「甘いものにはどんなものがある？」)ができる
❸関わり　・社会的ルール：相手が話している間は黙る．
　　　　　・自己抑制：指摘された後10分程度は自己コントロールできる．
　　　　　・対人意識：場面に合わせて，声の大きさを調整できる
　　　　　・自己抑制：○×以外の判断基準(「まぁまぁ」「仕方ない」「妥協しよう」)で納得できる
　　　　　・対人意識：おもちゃの貸し借りができる
　　　　　・自己抑制：欲しいものがあっても，我慢できる
　　　　　・社会的ルール：実際に道具を受け渡すなどすれば，順番を守って遊ぶことができる

● 理解課題

▶ 可逆文を助詞の意味から理解できる

　助詞は，単独では意味を持たないが，単語と結びついて単語の関係性を示す機能を持つ．「〜の」という助詞は所有，「〜へ」は場所，「〜で」は手段などである．この助詞に注目して，文の意味の違いを理解できるようになると，会話の中で「誰が言ったの？」と「誰に言ったの？」の違いが理解でき，状況をより正確に説明することにもつながっていくと考えられる．

　助詞は，会話中では短く目立たない．このため，課題学習では，ひらがな文字など視覚的記号を活用し，助詞の存在を印象づけてポイントをつかませることが基本となる．

　「ぞうくんを，ねこさんが，おんぶする」という文を例に，文字単語カードを並べ替えて絵カードに対して文を構成する課題を図1に示す．図1は助詞部分だけを空欄にしておき，助詞を選ばせている．これとは

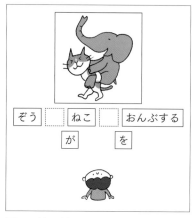

図1　絵に対しての助詞を選ぶ

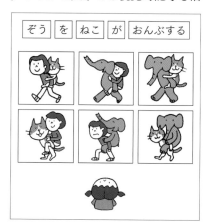

図2　6枚の絵カードから選ぶ

5：絵本・アニメの筋に興味を持つ

0-A	0-B							
1-A	1-B	1-C						
2-A	2-B	2-C	2-D	2-E				
	3-B	3-C	3-D	3-E	3-F			
		4-C	4-D	4-E	4-F	4-G		
			5-D	5-E	5-F	5-G	5-H	
				6-E	6-F	6-G	6-H	6-I
					7-F	7-G	7-H	7-I
						8-G	8-H	8-I

D：順番を守る → 5-D

反対に助詞を見て単語を選ばせる課題も併せて二語文レベルで繰り返してから，三語文レベルの文字文構成に進む．次に文字文をヒントとして示しながら，6枚の絵カードの中から絵を選ばせる（図2）．徐々に文字文のヒントは隠して，ことばだけで選べるようにしていく．特定の絵カードでわかるようになったら，絵本や写真などを見ながら「誰を？」「誰が？」と尋ねる，絵や写真がない今日の出来事といった会話へと広げる．

（佐竹恒夫：言語発達遅滞訓練マニュアル〈2〉．エスコアール，1994．を参考）

● 表出課題

▶ 語列挙（「甘いものにはどんなものがある？」）ができる

　語列挙課題の主な狙いは，意味ネットワークの形成・活用と視点の切り替えにある．意味ネットワークとは，単語間の関係・つながりのことである．例えば，「砂糖」は，食べ物で，調味料で，サラサラで，粉で，白くて，甘くて，紅茶に入れるもので，キッチンにあるもので…と，「砂糖」に関わりのあることばは数多くある．そして，今挙げた食べ物，調味料…ということばにもまた，砂糖以外に当てはまる語がある．このような単語の意味のつながり，すなわち意味ネットワークを広げていくことは，会話という臨機応変な場面に対応するよい練習となる．また，視点の切り替えも重要で，砂糖＝甘いという連想から離れられないと意味ネットワークが広がりにくくなる．

　方法としてはプリントと質問応答があり，ステップとして選択肢の有無が考えられる．選択肢には子どものレベルに合わせて，絵ないし文字単語を用いる．動物と乗り物と文房具を二語ずつ準備し，課題ルールの学習のために「動物にはどんなものがある？」と質問して，該当する絵を全て選ばせる．スムーズに選べるようであれば，「他には？」とたずねて自発的な想起を促していく．その後，選択肢をなくして「甘いもの」「白いもの」「柔らかいもの」や「つまらないのはどんな時？」などへ発展させていく．

● 関わり課題

▶ 場面に合わせて，声の大きさを調節できる

　あらかじめ，声の大きさを調節する練習をする場面を作って，人の声の大きさを判断したり自分の声の大きさは調節ができるものだということを学ばせておく．実際の声の大きさを伝えるには，音量を数字などで表わすか，それで声のレベル表を作成し，目に見えるよう示して練習するとよい．場面によってどの声の大きさを用いるかは経験の力も大きいが，「レベル3の声はどういう時に使うか？」→「返事の時」「家の中」「近くのお友達と話す時」，「では1の声はどんな時か？」→「ないしょ話」「電話がかかってきた時」「クイズの答えを聞こえないようにいう時」などのように，ゲーム感覚で場面との一致を考えさせておくのもよい．

5-D

5-E　絵本・アニメの筋に興味を持つ／「勝ちたい」「うまくなりたい」「お兄さんになりたい」という思いがある

5-E の言語・コミュニケーション領域の課題を全て以下に示す．本文ではその中のいくつかについて解説する．

❶理　解　・構文：「〜れる」（受動文），「あげる−もらう」（授受構文）がわかる
❷表　出　・対人：簡単な自己紹介ができる（名前，年齢，好きなもの程度）
　　　　　・説明：接続詞を用いて話す
❸関わり　・自己抑制：決められた場面では独り言を言わない，爪などをいじらないでいられる
　　　　　・社会的ルール：負けないように配慮されていれば，オセロなど勝ち負けを含む遊びを楽しめる
　　　　　・従命：個別場面では，応じる

● 理解課題

▶「〜れる」（受動文），「あげる−もらう」（授受構文）がわかる

「怒られる」「引っ張られる」などの受動文，「あげる−もらう」という授受構文は，立場によって表現が異なることに大きな特徴がある．統語理解を広げるねらいはもちろんであるが，自分が中心でない表現，主語が相手に変わると異なる言い方となることを学習し，他者への関心や理解につなげていくことが重要な狙いである．

導入初期には，絵カードに描かれている人物の位置関係をヒントとして，文字を用いて基本形を学習させる（図 1）．「怒る」では怖そうに，「怒られる」は情けなさそうになど大げさに抑揚をつけることがヒントとなる場合もある．授受構文では「『どうぞ』ってあげる」「『ありがとう』ってもらう」など場に適したことばを挿入するとわかりやすくなる．

二語文（女の子がもらう）だと理解できるが，三語文（女の子が男の子にもらう）では「男の子（が）もらう」に誤ってしまう子どもが多い．助詞の意味理解を十分に広げることが重要である．また，「女の子がもらう，女の子が男の子にもらう」のように，まず子どもが理解できる二語文をはじめに聞かせ，ある程度状況のイメージをさせた上で三語文を聞かせるとわかりやすくなる．

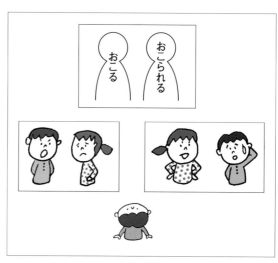

図 1　位置と文字をヒントに絵を選ぶ

5：絵本・アニメの筋に興味を持つ

E：「勝ちたい」「うまくなりたい」「お兄さんになりたい」という思いがある

A	B	C	D	E	F	G	H	I
0-A	0-B							
1-A	1-B	1-C						
2-A	2-B	2-C	2-D	2-E				
	3-B	3-C	3-D	3-E	3-F			
		4-C	4-D	4-E	4-F	4-G		
			5-D	•5-E	5-F	5-G	5-H	
				6-E	6-F	6-G	6-H	6-I
					7-F	7-G	7-H	7-I
						8-G	8-H	8-I

● 表出課題

▶ 接続詞を用いて話す

　二〜三語文で話せるようになっているものの文と文とのつながりがなく，話が出来事の羅列となってしまう子どもに接続詞の使用を促す．自由会話などで子どもの話を聞きながら「それで？」「だから？」などのことばで話の先を促すことから始め，徐々に先ほどまでは「そうしたら？」などと促していたタイミングで言葉はかけずにあいづちのみを返すといった促しを混ぜていく方法が適切である．文字が書ける子どもの場合には，日記活動を通して一度話したことを再度思い出して表現する機会を設けるとよい．プリント学習も有効であり，文を読ませた後に同じ文章の接続詞部分に空欄を設けて埋めさせるなど，答えが明確なものから始めるとよい．このように，文字が活用できると復習する機会を増やすことができるため学習の効率もよく，また子ども自身も成功しやすい環境で学習することができる．

　接続詞や接続助詞の習得には，場面の継続性や因果関係の理解が必要である．物語の把握など理解面と関連づけて指導を進めることが大切である．また，特に自閉性障害を有する子どもの場合，「すなわち」「一方」「しかしながら」など文語体での発話が関わり面での問題となってしまう場合があるため，注意を要する．

● 関わり課題

▶ 個別場面では応じる

　集団の中では，どうしても気を散らせてしまったり緊張感を持続させることが難しくて，一斉の指示に対して応じられなくなることが多い．まずは，個別場面で対応した時に，指示などに従えるようにしていくことが先の課題である．人の指示に応じてやること，やれることを実感させるとともに，そのことで褒められたりといったやりとりを楽しめるようにしていく．決まった大人とやりとりしながら，何かをすることの楽しさがわかるようになったら，子どもの人数を少しずつ増やしていく．当然であるが，子どもの人数が増えていけば子ども同士の相乗効果も出やすく影響も受けやすくなるので，2，3人のチーム単位，班単位などから，徐々に少し多い人数へと段階的に増やしていけるとよい．

5-F 絵本・アニメの筋に興味を持つ／じゃんけんの勝ち負け，あいこがわかる（3 人以上）

5-F の言語・コミュニケーション領域の課題を全て以下に示す．本文ではその中のいくつかについて解説する．

❶理 解 ・語彙：だんだん，じっくりなどの副詞がわかる
❷表 出 ・文発話：主語を含んで話すことができる
・説明：自分の考えや気持ちを「〜だと思う」と表現できる
・説明：他者の話を「〜って言ってたよ」と表現できる
❸関わり ・社会的ルール：相手が話し終えたら話題に沿って話す・行動する
・対人意識：相手の顔を見て話す，聞く
・自己抑制：相手に不快な印象を与えるような行動をしない
・自己抑制：指摘された後は，何度か促す程度で自己コントロールできる

● 理解課題

▶ だんだん，じっくりなどの副詞がわかる

副詞的表現の理解は，語彙学習の初期からはじまっていると考えることもできる．多くの擬音語，擬態語は副詞的に用いられる．つまり，動詞を幼児語で理解することは，副詞的表現の理解ともいえる．「そうっと」「もっと」なども生活の中で比較的早期に身につけていく語彙と考えられる．一方，机上学習として考えた場合，副詞は絵カードや写真などによって視覚的に提示することが難しく，条件を統制することが困難なこともあり，学習を進めにくい語彙である．例えば，「そうっと」という状態は 1 枚の静止画像で誰にもわかるように視覚的に示せるものではない．このため，学習においては，実際に体を動かしながら操作させるとイメージしやすい．絵カードなどを提示する場合には声の大きさや速度，身ぶりなどを用いて，様子を示す必要がある．

操作させることが難しい「ずっと」「やっと」「だいぶ」など時間や量の程度を示す語彙は，擬音語なども選択肢に加えつつプリント学習を行い，表出させつつ理解を整理していく．

● 表出課題

▶ 主語を含んで話すことができる

主語を含んで話すことは，複数の人物の関係性を説明する上で必要である．主語を省略して「〜をした」「〜って言った」と話すと，聞き手は，主語は「私」あるいは「最初に話に出てきた動作主」であり，新たな動作主を主語として用いない限り「動作主に変更はない」と推測する．このため，話し手が主語を省略したまま話し続けた場合，内容を知らない聞き手にとっては誤った「嘘」が情報として伝わってしまい，そのことによって集団内での人間関係に支障をきたしてしまう恐れがある．

複数の人物が描かれている状況絵を用いて，それぞれの行動を説明させていく（図 1）．はじめは，「〇

5：絵本・アニメの筋に興味を持つ

F：じゃんけんの勝ち負け，あいこがわかる（3人以上）

A	B	C	D	E	F	G	H	I
0-A	0-B							
1-A	1-B	1-C						
2-A	2-B	2-C	2-D	2-E				
	3-B	3-C	3-D	3-E	3-F			
		4-C	4-D	4-E	4-F	4-G		
			5-D	5-E	5-F	5-G	5-H	
				6-E	6-F	6-G	6-H	6-I
					7-F	7-G	7-H	7-I
						8-G	8-H	8-I

○さんは？」とたずねる，文字で「○○さんは」まで書いて示すなどにより，主語を特定してもよい．これは，求められている説明の形式を子どもに示すためである．準備した教材で主語の使い分けが可能となったら，子どもが参加している場面の写真について説明させる，視覚的な絵や写真を用いずに自分の経験したことについて話させるという順で進めていく．話題としては，役割分担がはっきりとした行事や共同作業がよい．相互の関連については求めず，並列的な説明で構わない．

▶ **自分の考えや気持ちを「〜だと思う」と表現できる**

▶ **他者の話を「〜って言ってたよ」と表現できる**

1つの話題の中で，大人が「どう思った？」と子ども自身の気持ちをたずねたり，「○○さんはなんて言ってた？」と他者の発言について質問することを通じ，感情や他者の行動への関心を高めていく．この積み重ねが，「複数の主語を使い分けて，内容の筋道を立てて表現できる」（6-Eの表出課題）につながっていく．

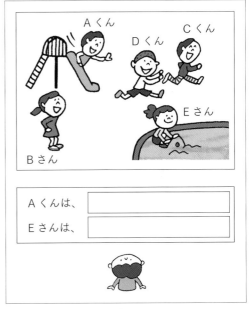

図1 主語を選んで行動を説明する

● 関わり課題

▶ **指摘された後は，何度か促す程度で自己抑制できる**

子どもたちは，年齢が小さければ小さいほど，どうしても気持ちや感情を大きく表わしやすい．また気持ちを切り替えることもなかなか難しいことが多い．自分で場や状況を判断してというのはさらに難しいので，まずは周囲の大人が「ここでは，だまっているんだよ」「大きい声で泣いたりしないよ」などあらかじめ伝えておく．その後「ほら，うるさくなってきたよ」とか「このまましずかだよ，がんばれ」など，時々注意を思い出させるようにしていけるとよい．

5-G 絵本・アニメの筋に興味を持つ／教室の中でのルールや，社会のルールを守る

5-Gの言語・コミュニケーション領域の課題を全て以下に示す．本文ではその中のいくつかについて解説する．

❶理　解　・構文：「貸す」「借りる」の関係がわかる
❷表　出　・説明：道徳的な概念を話題にできる
❸関わり　・社会的ルール：お年寄りに席を譲れる
　　　　　・社会的ルール：話しかけられた時には，自分のしていたことを中断して振り向く
　　　　　・対人意識：ゲームで勝っても大げさにアピールしない

● 理解課題

▶「貸す」「借りる」の関係がわかる

　受動文，授受構文同様，統語理解を広げ，同じ行為であっても立場によって表現が変化することの学習を促す．指導においては，絵カードを用いて基礎的な関係性を理解させてから，人形操作や実際の事物操作を通じて理解を深めていくとよい．以下は，指導ステップの１例である．
❶ 絵カードを示し，文字単語カードを用いて文を構成させる．この際，絵カード側にも文字を書いておくと，わかりやすい．

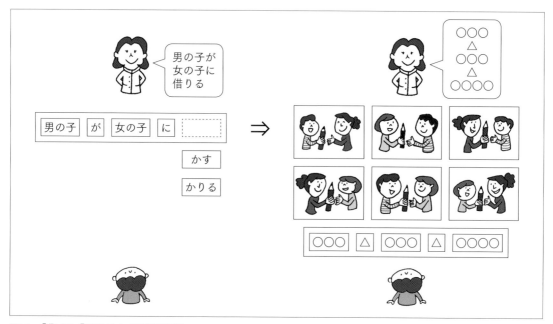

図1　「貸す」「借りる」の理解課題

5：絵本・アニメの筋に興味を持つ

G：教室の中でのルールや，社会のルールを守る

A	B	C	D	E	F	G	H	I
0-A	0-B							
1-A	1-B	1-C						
2-A	2-B	2-C	2-D	2-E				
	3-B	3-C	3-D	3-E	3-F			
		4-C	4-D	4-E	4-F	4-G		
			5-D	5-E	5-F	5-G	5-H	
				6-E	6-F	6-G	6-H	6-I
					7-F	7-G	7-H	7-I
						8-G	8-H	8-I

❷ 指導者の「男の子が女の子に借りる」という音声を聞いて，文字単語カードを文構成する．構成した後で，自分が作った文字文を見ながら絵カードを選ぶ．

❸ ❷と同様に音声を聞いて文構成した後，文字文は裏返して見えないようにする．この状態で絵カードを選ぶ（図1）．

❹ 指導者の音声に対して，絵カードを選ぶ．

❺ 絵カード以外の教材へ広げる．

「貸す」「借りる」は，日常場面では『「貸して」と言って借りる』ことになる．このため，課題的に理解が成立しても，日常場面で表出を促すうちに再び混乱してしまうこともある．語彙の特徴を理解し，安易に「わかっているはずなのに」と判断することがないよう注意すべきである．

● 表出課題

▶ 道徳的な概念を話題にできる

善悪の判断など道徳的な概念という話題は，全く未経験な話題と具体的な自己経験との中間に位置する話題と考えてよい．場面を特定できないものの経験がある事柄，テレビや本で疑似体験できる事柄である．「お話ししているときにあくびしていいのかな？」「ゴミを道に捨てていいのかな？」など自分の行動や身近な社会的ルールに関することが容易である．

会話のきっかけは善悪の判断であるが，この課題の狙いはその話題を維持することである．自己経験や自分が関心のあることは話すけれど，関心の薄い事柄については「はい」「いいえ」「別に」で会話を終えてしまう子どもも少なくない．「では，どうすればいいのか？」「あなたなら，どうするか？」，「我慢したけれどあくびが出てしまったらどうしたらいいか？」と質問を続けながら，話題の維持に努めつつ，子どもが会話に参加し続けている状態を保つ．仮定の質問に関しては，「私はそんなことしない」「そんな人いない」「してはいけません」などの応答がみられ，発展的な場面を想像して話題を維持することが難しいことも考えられる．子どもは第3者的な立場で発話させる方が，話題の維持としては容易となる．

● 関わり課題

▶ ゲームで勝っても大げさにアピールしない

ゲームの勝敗がとても気になりだすと，勝つことがとてもうれしく派手にアピールしすぎることがある．本人には，意地悪をしているようなつもりではなく純粋な喜びであっても，負けた子に対しての配慮がまったく感じられないこともあるので，あまり大げさにさせないように注意する必要がある．例えば「『勝ったー』『ヤッター』というのも，3回くらいまでね」などのおおよその目安を伝えたほうがよい．喜びやうれしさなどプラスの感情であっても，自分の感情を少しは抑えなければ，周りには目を向けられないからである．

5-H 絵本・アニメの筋に興味を持つ／場面に合わせた行動をする

5-H の言語・コミュニケーション領域の課題を全て以下に示す．本文ではその中のいくつかについて解説する．

❶ 理　解　・物語：複雑な物語(アニメや裏の意味のある4コマ漫画)でも理解できる
❷ 表　出　・説明：明日の予定を伝えたり，表現できる
❸ 関わり　・自己抑制：自分の現在の感情(イライラし始めていることなど)を意識できる
　　　　　　・自己抑制：指摘された後は，自己コントロールできる

● 理解課題

▶ 複雑な物語(アニメや裏の意味のある4コマ漫画)でも理解できる

　テレビアニメはよく見ているが，ストーリーでなくキャラクターデザインや闘いの技にばかり関心を示している場合がある．アニメや漫画のストーリーを追うためには，複数の人物の行動とその行動が他の登場人物に与える影響を捉えることが必要となる．このことは，日常生活における他者理解や行動調整に好影響を与える．関心を持つきっかけは戦いでも構わないが，ストーリーへの関心を育てることは重要である．

　一口に「アニメや4コマ漫画」といっても，ストーリーの難易度は様々である．ストーリーの長さも，短いからわかりやすいとは限らない．とはいえ，指導上短いストーリーが扱いやすいことも確かである．ことば遊びや風俗的なテーマの少ない新聞掲載の4コマ漫画が利用しやすい．

　4コマ漫画を示し，「どんなお話かな？」「○○は何をしているのかな？」と説明を促す．セリフを読むだけで登場人物の行動自体を説明することに気づかない場合には，途中のコマまで大人が説明し，例示することが必要である．登場人物の相互関係やおかしさのポイントに気づけているかどうかについて，子どもの説明する内容から判断しつつ誘導する．

　アニメや4コマ漫画の説明は理解課題として設定しているが，理解しているか否かは子どもの説明によって判断することになる．このように多くの側面が混在するという課題設定は，この課題に限ったことではない．質問に対して応答を求める形式の課題は，ほとんどすべてにおいて言語・知覚認知・注意記憶などいくつもの認知能力を必要とする．日常の言語生活そのものが様々な要素から成り立っているのであるから当然ではある．質問応答課題に際しては，的確でない応答・説明ばかりでなく，的確な応答からも子どもの苦手とする内容を拾い出す必要がある．この課題においても，理解と表出に能力差があるタイプの子どもの場合には，表出の問題であるか理解できていないのかについて慎重に判断しなければならない．

5：絵本・アニメの筋に興味を持つ ──

A	B	C	D	E	F	G	H	I
0-A	0-B							
1-A	1-B	1-C						
2-A	2-B	2-C	2-D	2-E				
	3-B	3-C	3-D	3-E	3-F			
		4-C	4-D	4-E	4-F	4-G		
			5-D	5-E	5-F	5-G	5-H	
				6-E	6-F	6-G	6-H	6-I
					7-F	7-G	7-H	7-I
						8-G	8-H	8-I

H：場面に合わせた行動をする ──

● 表出課題

▶ 明日の予定を伝えたり，表現できる

　この課題における「明日の予定」とは，明日行われることのみならず「だから自分はどうしなければならないか」まで含んだ内容を指す．例えば，「明日は運動会なので，8時までに学校へ行く」「お弁当とリボンを持っていく」「ランドセルはいらない」などである．これら複数の情報を伝言できることを狙いとしている．

　伝言するために求められるものとして，記銘力と情報の取捨選択が考えられる．特に，自分の関心事に影響されず，必要な情報を選ばねばならない．

　保護者にその日のセッションの予定を伝えに行かせる機会を設定し，複数の情報を覚えておいて伝言する経験をさせていく．はじめのうちは，メモを利用して構わない．メモは，文で書いておくとそのまま読んで済ませてしまうので，課題ルールが理解できた後は単語レベルの箇条書きとする．

　情報の取捨選択については，単語の意味を説明する上で大切なものはどれか，といったプリント学習が考えられる．例えば，「塩」を説明する上で「白い」「甘い」「硬い」「海でとれる」「調味料」「しょっぱい」のうち大切なものを3つ選ぶなどから始め，徐々に「運動会」など具体的に場面を想定して情報を選択させていく．

● 関わり課題

▶ 指摘されたあとは，自己コントロールできる

　5-F の課題のさらなるレベルアップ課題である．静かにしていなさい，座っていなさい，などの指摘があったら，その後はかなりの時間自覚し続け，コントロールできることを目指したい．時計の長い針が○○までといった目安を持たせながら，またその目安の位置に判りやすくシールを貼るなどの工夫をしながら，30〜40分程度，自己コントロールができるよう促していく．

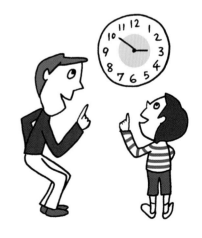

6-E 伝言を理解・実行する／「勝ちたい」「うまくなりたい」「お兄さんになりたい」という思いがある

6-E の言語・コミュニケーション領域の課題を全て以下に示す．本文ではその中のいくつかについて解説する．

❶理　解 ・対人：相手の感情（喜怒哀楽）に気づく（実際場面ばかりでなく絵カードなどを含む）
❷表　出 ・説明：複数の主語を使い分けて，内容の筋道を立てて表現できる
　　　　　・質問応答：未経験の場面に関して，どうすればよいか，なんと言えばいいかを答えられる
❸関わり ・自己抑制：決められた場面では独り言を言わない，爪などをいじらないでいられる
　　　　　・従命：個別場面では，応じる
　　　　　・対人意識：「せーの！」で相手と息を合わせることができる
　　　　　・自己抑制：ゲームに負けても騒がずに切り替えられる

● 理解課題

▶ 相手の感情（喜怒哀楽）に気づく①（絵カードなどを用いて）

ことばは意思疎通のための手段であり，ただ見たもの，思ったことを言うだけでは円滑な他者とのコミュニケーションは成立しない．いわゆる「場の空気を読む」ことが必要となる．「場の空気」を読むための一つの要素に相手の感情への気づきがある．

実際場面には子ども自身が参加しているため，子どもは自分の行動に集中してしまいがちとなり，相手の感情に気づかせることは難しいことが多い．教材として，市販のソーシャルスキルトレーニング（SST）カードや実際場面を撮影したビデオ教材を利用する．

相手の感情に気づくためには，①相手にも感情があるとわかり，②感情は表情や行動から推測でき，③経験的に次の場面の予測ができ，④予測しない場面に遭遇しても慌てず，⑤自分の行動と相手の感情・行動との因果関係が把握できるなどが求められると考える．これらの行動は視覚認知力，他者理解力，自己コントロール力などが基礎となり，総合的に働くことにより可能となる．

指導は，基礎と理解に分けられる．基礎は視覚認知，知識，自己コントロールである．微妙な表情の写真やシンボル的な表情を気持ちごとに分類させる，場面を説明して「プレゼントをもらったらどんな気持ち？」などを考えさせる．多動性や自分の思いついたことを話したくて相手の話を聞くのが苦手，予測していない状況では固まってしまう等の傾向がある子どもに対しては，苦手な場面における対応を段階的に経験させておくことも大切である．ソーシャルスキルトレーニングカードは，「男の子はどんな気持ちですか？」など問題を設けたり，「○○は○○○な気持ちです」など定型パターンを示すと，どのように答えればよいかが理解しやすくなる．

| | | | | | 6：伝言を理解・実行する | | | |

0-A	0-B							
1-A	1-B	1-C						
2-A	2-B	2-C	2-D	2-E				
	3-B	3-C	3-D	3-E	3-F			
		4-C	4-D	4-E	4-F	4-G		
			5-D	5-E	5-F	5-G	5-H	
				6-E	6-F	6-G	6-H	6-I
					7-F	7-G	7-H	7-I
						8-G	8-H	8-I

E：「勝ちたい」「うまくなりたい」「お兄さんになりたい」という思いがある

● 表出課題

▶ 未経験の場面に関して，どうすればよいか，なんと言えばいいかを答えられる

　未経験な場面における対応を想像する際，私たちは自分の経験と照合して似たような場面での成功をモデルにしていると考えられる．このような『仮定の場面を想像する力』は，アクシデントに対する行動や初めての場面へ適応を容易にするとともに，過剰な被害意識などを抑制することにつながる大切な能力である．

　課題は，プリントやロールプレイが中心となる．プリントでは，「急に強い雨が降ってきたらどうする？」「その時，かさを持っていなくて，家から遠いところだったらどうする？」など容易な質問からはじめ，追加質問することで未経験の場面状況を想像させていく．状況が浮かべにくい子どもに対しては，人形操作などのヒントを活用する．

　このような課題は，言語・コミュニケーション面ばかりでなく，おつかいや留守番，電話に出る，一人で電車に乗るといった社会的行動にはじめて取りくむ際の準備学習としても役立つ．また反対に，社会的行動経験が豊富であるほど，未経験の場面における対応を想像することには有利である．当然のことではあるが，言語・コミュニケーションに関わる課題と生活する力を結び付けていくことは重要である．

● 関わり課題

▶ ゲームに負けても泣かずに切り替えられる

　ゲームをはじめる前に，負けることも勝つこともある，もし負けてしまったら，どのようにふるまうのがカッコいいかなどについて話し合っておくとよい．前回もやったから覚えているだろうと思ってしまわずに，一応毎回ゲームの前には確認をしてからはじめたほうがよい．忘れていることも多いし，確認することでコントロールする気持ちが高まるからである．

　実際に負けてしまった時には「ざんねん」「つぎ，がんばる」などと言わせることで，気持ちを納めることを教えていく．たとえ泣き出したとしても，負けた相手にむかっていったり，ゲームをメチャクチャにしないことなどが大切である．ただ，涙が一つでもこぼれてしまうと，そのまませきを切ったように感情があふれ出てしまうことが多いので，涙目になっても，上を向いてこらえることを促すようにする．それができるようになると，かなり感情のコントロールがついてくると感じる．

6-E

6-F 伝言を理解・実行する／じゃんけんの勝ち負け，あいこがわかる（3人以上）

6-F の言語・コミュニケーション領域の課題を全て以下に示す．本文ではその中のいくつかについて解説する．

❶ 理　解　・対人：相手の感情（喜怒哀楽）に気づく（実際場面ばかりでなく絵カードなどを含む）
❷ 表　出　・語彙：複数のものの共通点・相違点を抽出できる
　　　　　　・対人：相手の気持ちや望んでいることが推測できる
❸ 関わり　・自己抑制：指摘された後は，何度か促す程度で自己コントロールできる
　　　　　　・自己抑制：ゲームに負けても騒がずに切り替えられる
　　　　　　・対人意識：「せーの！」で相手と息を合わせることができる
　　　　　　・対人意識：相手が喜ぶことを，自発的にやろうとする

● 理解課題

▶ 相手の感情（喜怒哀楽）に気づく②（実際的場面へ）

　子どもが，実際の場面で相手の感情に気を配る必要が生じるのは，ゲームなどの勝負事や会話の調整においてであろう．本書の関わり課題の中でも類似した目標に対するアプローチをいくつか紹介している．ここでは，自由会話場面にルールを持ち込んだ練習を紹介する．ブロックサインゲームと呼んでいる指導法である．

　会話を始める前に，ルールとなるサインを決めておく．子どもが話している途中で『頭を掻いたら立ち上がる』『ウインクをしたら手の指を組む』『唇を突き出したら話を止める』といったルールである．これを文字等で提示した状態で会話を始める．指導側は，話を聞きながら急にウインクをする．子どもが話しながらもそれに気づいて手の指を組むことができれば OK となる．徐々にルールは『「ふーん」と言って椅子の背もたれに寄りかかったら話を止める』『うなずきをしなくなったと思ったら話を止める』等，実際に子どもが空気を読めずにしゃべりすぎてしまった時に相手の反応として考えられる行動としていく．提示する行動も，はっきりとした動きからあいまいな動きへと変化させていくと良い．また，別の数課題を実施した後，説明なしにサインを示す等，実際の場面に近づけていく工夫が必要である．

　相手の様子から相手の気持ちに気づいて行動するためには，同時にいくつもの判断や思考をこなす能力や相手は自分と同じように感じているわけではないという自他の区別が必要となる．さまざまな基礎的な力を育みつつ，分かりやすく経験させていくことが大切である．

● 表出課題

▶ 相手の気持ちや望んでいることが推測できる

　気持ちの推測には，いい気持ち・嫌な気持ちのようにシンプルで周りから見ていてもわかりやすい

6：伝言を理解・実行する ──

0-A	0-B							
1-A	1-B	1-C						
2-A	2-B	2-C	2-D	2-E				
	3-B	3-C	3-D	3-E	3-F			
		4-C	4-D	4-E	4-F	4-G		
			5-D	5-E	5-F	5-G	5-H	
				6-E	6-F	6-G	6-H	6-I
					7-F	7-G	7-H	7-I
						8-G	8-H	8-I

F：じゃんけんの勝ち負け，
　　あいこがわかる（3人以上）

気持ちから 6-E の理解課題にあるような喜怒哀楽，やりたいか・やりたくないかから相手が考えていること・思っていることを推測することまで含まれる．感情面のいい気持ち・嫌な気持ちや喜怒哀楽の推測・判断は，視覚的に表情を認知することや相手を意識して相手の立場に立って考えることで身につけていくことができる．やりたいか・やりたくないかは，相手は自分とは違う考えを持っていることが理解できるようになると判断が容易になる．相手の考えを推測するためには，一時点の感情を読み取るばかりでなく好みや行動傾向まで含んで総合的に考える必要がある．

　子どもにとって最も身近な他者は家族であるから，日ごろから「○○ちゃんはキノコが好きだね．お母さんは苦手なんだ．」と自分の好きなものを嫌いな人がいると伝えておくことは有効である．また，「お母さんは，ゲームは買いたくない．」など保護者が考えていること・気持ちをことばにすることも大切である．親が感情的になることは，一般的に子育ての中では適切でないであろうが，「感情的」ではなく「感情をことばにする」ことは他者理解を進める上で必要なことである．これらの基礎として，課題場面では保護者へのプレゼントを相談するなどを行う．

● 関わり課題

▶ せーの！　で相手と息を合わせることができる

　息を合わせるというと難しく聞こえるが，「せーの」や「いっせーのせ」「いちにのさん，はい」などのかけ声に合わせて行動を起こすということである．具体的には，「せーの，いただきまーす」とか，トランプなどで「せーの」といった後にパッとカードを出す，などが課題になる．

　人はしゃべる前には，息を吸い込む動作をしている．「せーの」という時には息を出してしゃべり，その直後のことばとの間に息を吸う．次に吐き出す時に，相手といっしょに吐きながらしゃべるのである．この微妙なタイミングを大人とあるいは子ども同士で合わせることを練習する．おしゃべりに合わせて体でリズムを取ることなどを教えていくと，その流れで行動を起こすことがわかりやすくなる．この場合「合ったかどうか」の判断は大人が返さないとなかなか子どもにはわかりにくい．また，しゃべりはじめのタイミングが合わせられず，途中から声が出てくることもある．その子のできるところからはじめながらくり返しやる中で，経験的にこの感じを掴ませていくしかない．

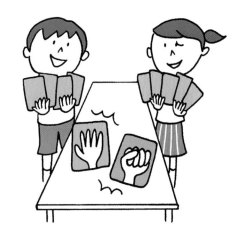

6-F

6-G　伝言を理解・実行する／教室の中でのルールや，社会のルールを守る

6-G の言語・コミュニケーション領域の課題を全て以下に示す．本文ではその中のいくつかについて解説する．

❶理　解　・構文：使役文（〜させる）がわかる
❷表　出　・対人：身近な人とそうでない人を区別して，言葉遣いを変える（敬語）
❸関わり　・自己抑制：他人の前では泣くのを我慢しようとする
　　　　　　・社会的ルール：約束を守れる
　　　　　　・社会的ルール：相手が今の話題に飽きていないか意識できる

● 理解課題

▶ 使役文（させる）がわかる

使役文の理解では，自分が当事者であり主語に当たる自分を省略して非可逆文で相手の行為を説明している場合と，自分は第3者であって行為には参加しておらず，主語に相当する者は行動せず被指示者が動作している状況を可逆文で表現している場合とが考えられる．前者は「お兄ちゃんが書く.」と「お兄ちゃんに書かせる.」が該当し，後者は「男の子が女の子に書かせる.」「女の子が男の子を座らせる.」など，「女の子が書いている」「男の子が座る」という場面であるが誰かが指示・命令する関係が付加されている状況である．後者の可逆文型の方が，理解は難しい．

課題の設定としては，以下のようなステップが考えられる．

①使役文のみの3〜6枚程度の絵カード選択課題

②可逆事態4枚程度の絵カード選択課題（図1）

③可逆事態6枚での絵カード選択課題

このうち①では，「赤ちゃんに食べさせる」などの定型的な表現を選択肢に含むよう配慮するとよい．このような定型的な使役表現は日常的に聞き慣れていることが多いのでわかりやすい．②においては，男の子と女の子，描くと食べるなど2人の動作主と2つの動作語で構成し，能動文と使役文をランダムに音声提示する．③では

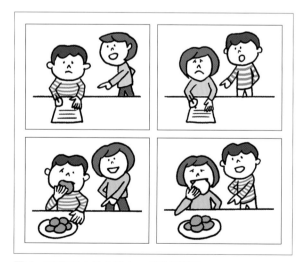

図1　可逆文4枚の絵カード選択課題

6：伝言を理解・実行する ──

0-A	0-B							
1-A	1-B	1-C						
2-A	2-B	2-C	2-D	2-E				
	3-B	3-C	3-D	3-E	3-F			
		4-C	4-D	4-E	4-F	4-G		
			5-D	5-E	5-F	5-G	5-H	
				6-E	6-F	●6-G	6-H	6-I
					7-F	7-G	7-H	7-I
						8-G	8-H	8-I

G：教室の中でのルールや，社会のルールを守る

3人の動作主と1つの動作語で構成する．いずれの場合も，文字の活用が有効である．

● 表出課題

▶ 身近な人とそうでない人を区別して，言葉遣いを変える（敬語）

　この課題は，正しい敬語の使い方を学習するというよりも相手や場に合わせた言動をすることを求めるものである．敬語は相手を敬う気持ちを示し，相手によい印象を与えるという側面を持つ．社会性が求められる表現法であるといえる．敬語を使ったほうがよい場面を知り，敬語を使おうとする意識を高めることから，場面や相手に対して意識を向ける習慣をつけていくことが狙いである．

　求める敬語は「です」「ます」などの丁寧語でよい．子どもに意識付けを図る目的でプリント課題を行う．「今日の昼ごはんはラーメンだった」と「今日の昼ごはんはラーメンでした」など2文のうちどちらが丁寧な言い方であるかを判断させる．プリントを行いつつ，子ども自身についても「今日は何を食べたの？」と質問し，「ラーメン」「ラーメンだった」でなく「ラーメンでした」と応答するよう促す．プリント課題は2択問題でなく「今日の昼ごはんはラーメンだった」という文を丁寧な言い方に直すものでもよい．プリントで5〜10問実施して意識付けを行った後，近況報告など自由会話へ移行する．

　自由会話においては，敬語を用いていないことに対する指摘ばかりを繰り返さないよう留意する必要がある．このため，子どもが敬語を使用する場面を待つ，文字等で誘導して敬語を使用させる等の工夫を行い褒める機会を作るよう心がける．

● 関わり課題

▶ 他人の前では泣くのを我慢しようとする

　小さいころは，周囲も本人も泣くのは当たり前だと思いやすい．泣いていても，まだ小さいからね，と周りも寛容である．しかし，だんだん，体の大きな子が泣いていると本人よりも一緒にいる大人が恥ずかしく，みっともないという気持ちになりやすい．本人が，泣くのが恥ずかしいと思っていればよいが，そうではないことが多い．また，恥ずかしいという気持ちをも育てるつもりで関わらないと，育ちにくい子も多いと感じる．「泣く」という場面に限らず，衣類の着脱でも，裸は恥ずかしいとか，だらしないのはカッコ悪い，きちんとしていたらカッコいいなどの表現をよく使い，「カッコ悪く」ならないように，「恥ずかしいこと」はしないように，また人から見たらどう見えるかといった社会的な意識も育てていく必要がある．

6-G

6-H 伝言を理解・実行する／場面に合わせた行動をする

6-H の言語・コミュニケーション領域の課題を全て以下に示す．本文ではその中のいくつかについて解説する．

❶理 解
- 構文：使役文（〜させる）がわかる
- 構文：「貸す」「借りる」「貸してあげる」「貸してもらう」の関係がわかる

❷表 出
- 説明：「それ」「こう」など代名詞を多用せずに説明ができる
- 説明：絵を見て，不自然な点，勘違いしている点がわかり，説明ができる

❸関わり
- 自己抑制：不満を表情や行動に出さない
- 自己抑制：自分の現在の感情（イライラし始めていることなど）を意識できる
- 自己抑制：指摘された後は，自己コントロールできる

● 理解課題

▶「貸してあげる」「貸してもらう」の関係がわかる①

5-E の授受構文と 5-G の「貸す」「借りる」の発展形である．したがって，課題導入の前提として，この二つの構文が理解できていなければならない．授受構文の理解が成立していれば，「貸してあげる」「貸してもらう」の関係の理解は容易であることが多い．一方，「貸す」「借りる」が理解できる故に，そのことが妨害的に働いて「貸して」という部分のみで判断してしまう場合が見られるので，注意が必要である．

文字学習が成立している場合には，積極的に文字を利用する．「貸す」「借りる」は理解が成立しているので，絵に描かれた行為として「貸す」と「貸してあげる」，「借りる」と「貸してもらう」が同じ動きであることを学習させる．方法として，①片面に「借りる」反対面に「貸してもらう」，「貸す」の反対面に「貸してあげる」と書かれた文字単語カードを用意する．②はじめは「貸す」「借りる」側を用いて，絵に対して「男の子が女の子に傘を貸す」などの文字文を構成させる（図1）．③文字文構成後に「貸す」「借りる」のカードを裏返して，「貸してあげる」「貸してもらう」を用いた文として提示し，音読を促す．これを繰り返しつつ，④絵に対して「貸してあげる」「貸してもらう」を用いた文字文を構成させていく．

「貸してあげる」「貸してもらう」ということばには，相手に対する優しさ

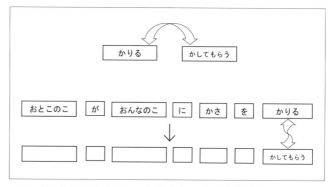

図1 「借りる」と「貸してもらう」の文字文構成課題

6：伝言を理解・実行する ─┐

0-A	0-B								
1-A	1-B	1-C							
2-A	2-B	2-C	2-D	2-E					
	3-B	3-C	3-D	3-E	3-F				
		4-C	4-D	4-E	4-F	4-G			
			5-D	5-E	5-F	5-G	5-H		
				6-E	6-F	6-G	●6-H	6-I	
					7-F	7-G	7-H	7-I	
						8-G	8-H	8-I	

H：場面に合わせた行動をする ─

や感謝という意味合いが含まれていると考えられる．このようなことばのニュアンスは，絵と音声あるいは文字言語との結びつきだけでは伝わりにくい．ロールプレイや絵本などを通して，「かわいそう」「困った」「うれしい」などその時の気持ちと重ね合わせていくことが大切である．

● 表出課題

▶「それ」「こう」など代名詞を多用せずに説明ができる

　代名詞を多用して説明しようとする行為は，表出語彙の狭さや的確な語彙を想起する能力に関連する．したがって，絵カードやプリント学習を通じて語彙を広げるとともに，自由会話場面では代名詞で表現した内容を適切な語に置き換えつつ，会話を継続する中でその具体的な名称を用いるよう促していくことが基本となる．一方，説明自体が苦手であると自覚している子どもでは，よく理解できていない点について代名詞を多用して相手に判断をゆだねる傾向がみられるようである．また，とにかく手早く話題を終わらせてしまおうとする際にもみられがちである．

　自由会話場面で促す際には，代名詞を使ってしまった時，まずそれにあたる名詞を考えさせる．その後，その名詞をメモなどに書き出し，子どもの目に触れる場所に置いておく．会話中再度子どもが同じ語を代名詞で表現しようとする際に，机上のメモを指さす等の促しにより言い換えるように誘導する．指導者は，話題を維持，展開して，子どもが同じ語を使用するような環境を作り出す必要がある．例えば，「もう少し詳しく教えて」と尋ねる，これまでの話をまとめ直して「○○ってこと？」と質問する，子どもの話を繰り返して「○○だったんだね．それで？」と続きを話すように促す，「じゃあ，○○だったらどうするつもりだったの？」と疑問を投げかけるなどが考えられる．

● 関わり課題

▶ 自分の現在の感情（イライラし始めていることなど）を意識できる

　感情を爆発させやすい子どもの場合，その前の表情や行動をよく見ていると，目がつりあがったなとか足をバタバタさせてきたなといった，爆発する前の種火のようなものに思い当たることが多い．この状態を把握できるようになったら，その段階で「ほら，ちょっとイライラしてきたみたいよ」などと声をかけ，自覚を促すようにする．感情を爆発させることばかりを経験すると，爆発させた後にはどうしても叱られることにもなり，叱られる経験が増えてしまう．感情は，爆発させてしまうと少しのそう快感や解放感があるとも言われている．なので，爆発させないでこらえられた，という経験を多くするようにしたい．はじめは自分の状態に気付かせ，また，その状態から離れるにはどうしたらいいかの方法も一緒に見つけておく．例えば，両手を組み合わせて「がまん」と言う，深呼吸をする，ちょっと正座をして落ち着く，10数える間目をつぶる等々．自分の感情をクールダウンできる方法を見つけ，種火の段階で，初期消火できるようにしていく．

6-H

6-1 伝言を理解・実行する／計画的な行動をする

　6-Ⅰの言語・コミュニケーション領域の課題を全て以下に示す．本文ではその中のいくつかについて解説する．

❶理 解 ・構文：「貸す」「借りる」「貸してあげる」「貸してもらう」の関係がわかる
❷表 出 ・語彙：迷惑などの抽象概念を他のわかりやすい言葉で説明できる
❸関わり ・社会的ルール：必要なものや順序を考えてから話す・行動を開始する
　　　　 ・社会的ルール：物を買う時に，値段や内容で適当なものを選べる
　　　　 ・社会的ルール：物事には，多側面があることがわかる（お母さんは優しい時も厳しい時もあるなど）

● 理解課題

▶「貸してあげる」「貸してもらう」の関係がわかる②

　新たな語彙を習得する場合，すでに身についている知識を利用して結びつけていくことは有効な手段である．「貸してあげる」「貸してもらう」の理解においても，「借りる」と「貸してもらう」を結びつける方法を前述した．この方法で定着が図れない場合には，もう少し容易な語との結びつきを図るとよい．

　状況的に「貸してあげる」側の発語は「どうぞ」あるいは「いいよ」であり，「貸してもらう」側は「ありがとう」である．これをヒントとして文中に含んで「男の子が女の子に傘を『どうぞ』って貸してあげる」あるいは「『ありがとう』って貸してもらう」といった音声提示をすることにより，難易度が下がる．文が長くなると動作主が誰なのか混乱しやすくなるので，導入初期には絵カードを1/2選択として「男の子が『どうぞ』って貸してあげる」と「男の子が『ありがとう』って貸してもらう」の区別が成立するか確認するところからはじめるとよい．

　このようなヒントを消去していく場合，ヒント部分だけをささやき声にし，いわゆる口パクを経てヒント部分を音声提示しない段階へと進んでいく．また1/2選択など容易な状況で子どもと役割を交替して，フレーズとして発語した経験を残していくことも有効である．

　貸してあげる行為が苦手な子どもにとっては，日常的な経験が少ないことも考えられる．「貸してあげる」「貸してもらう」の学習は，頭語方略の学習としてだけではなく，こういった他者に譲ることが難しい子どもに対する疑似体験的な要素も含まれていると考えてよいだろう．

● 表出課題

▶ 迷惑などの抽象概念を他のわかりやすいことばで説明できる

　抽象概念を説明する練習は，具体的場面を例示することで行う．「迷惑ってどういう意味？」の

6：伝言を理解・実行する

0-A	0-B							
1-A	1-B	1-C						
2-A	2-B	2-C	2-D	2-E				
	3-B	3-C	3-D	3-E	3-F			
		4-C	4-D	4-E	4-F	4-G		
			5-D	5-E	5-F	5-G	5-H	
				6-E	6-F	6-G	6-H	6-I
					7-F	7-G	7-H	7-I
						8-G	8-H	8-I

1：計画的な行動をする

ように語義を説明させるよりも，4コマ漫画や常識判断（「図書館で大きな声で話すのは常識？非常識？」）などを通じて「迷惑をかけている」「迷惑だから」という答えに対し，「どうして迷惑なの？」と追加質問をしていく．また，学校での出来事やゲームの内容の説明をさせる際に，「わからなかった，もう1回教えて」など再度の説明を促し，「○○ってどういうこと？」と尋ね，うまく答えられない場合に指導者が言い換える見本を示していく．言い換えるためには，その語の概念を知り，類似した表現を知っている，という語彙力やその子ども自身の知識量が必要である．抽象表現・慣用表現とその意味を結びつける形式の教材[1]も販売されている．

「言い換える」という行為は，本来相手を意識した行動である．伝えたい気持ちがあるからこそ，伝わるように言い換える．そのためには，相手が今考えていることを想像する力，自分が話していることが相手に伝わっているか考えながら話すメタ意識が必要である．

言い換えは自発的に行うが，相手の理解度を考えずに自分のペースで話してしまう子どもに対しては，「それって一言で言うとどういうこと？」などと聞いて，端的に説明することを意識させることが必要となる場合もある．

▶文献
1）アーバン出版局（編）：10才までに覚えておきたいちょっと難しい1000のことば．2007．

● 関わり課題

▶ 物事には多側面があることがわかる（お母さんは，優しい時も厳しい時もあるなど）

子どもは，物の見方が一面的になりやすい傾向がある．社会のルールに気付き出した時期に，例えば，赤信号で渡る人を大きな声で非難してしまうことがある．確かに，交通ルールの違反といえばそうではあるが，何か事情を抱えているかもしれないということがある．一面的ではない見方があること，また感情も一つとは限らないことを，折にふれて教えていく必要がある．課題をやっていると，クイズなどでも答えは一つしかないと思い込んでいて，それに納得できない子どももいたりする．「答えは二つあるよ」とか，あるいは答えの評価も○か×かではなく，△だったり，おしいだったり，二重まるや，三重まる，花まるもあることなどを教えていく．

6-I

7-F　マンガなどを読んで理解する／じゃんけんの勝ち負け，あいこがわかる（3 人以上）

7-F の言語・コミュニケーション領域の課題を全て以下に示す．本文ではその中のいくつかについて解説する．

❶理　　解　・構文：関係節（彼は○○だったと私は思う）を理解できる
❷表　　出　・説明：テレビなどで知った内容を話題にできる
　　　　　　・説明：自分の考えをまとめてから，話す
❸関わり　　・自己抑制：指摘された後は，何度か促す程度で自己コントロールできる
　　　　　　・社会的ルール：全体指示で自分のするべきことがわかる

● 理解課題

▶ 関係節（彼は～だったと私は思う）を理解できる①

　関係節は，「猫を抱いている男の子」のように，文が語を修飾する埋め込み型の文である．失語症構文検査においては，「お母さんが猫を抱いている男の子を追いかける」などの関係節の聴理解課題が採用されている．本来の意味は「お母さんが男の子を追いかけ」ており，男の子が「猫を抱いている」のだが，この文を音声で聞いた場合，「お母さんが猫を抱いている」までしか聞かずに判断を始めてしまうと，正しく理解できなくなる．最後まで聞いてから考え，一度浮かんだ自分なりの考えを修正することが必要となる．

　関係節の文型に慣れるため，「お母さんが猫を抱いている男の子を追いかける」「お母さんが人形を抱いている男の子を追いかける」「お母さんがにわとりを抱いている男の子を追いかける」のように，「○○を抱いている」という男の子の状態の一部分だけを変化させた文章から取り組むとよい．基本型となる文型理解が成立したのち，迷いやすい「男の子を，猫を抱いているお母さんが追いかける」や「お母さんが猫を抱いている男の子に追いかけられる」「男の子を追いかけているお母さんが猫を抱いている」などを含んでいく．この課題においても，文字の使用が有効である．

　臨床的な印象として，関係節をはじめ，5-D の助詞の意味の理解や 5-E の受動態など文法的に複雑な課題では表出が理解に先行して成立することが見られる．5-F の表出課題である「主語を含んで話す」に準じ，状況絵を説明させる際に「黄色いシャツを着た男の子」などの表現を教示することも関係節の理解につながっていく．

　「彼は不満だったと私は思う」といった文型の理解・表出も関係節理解の発展型として位置付けている．このような文型を理解・表出するためには，6-F の気持ちの推測課題を基盤として，自分の気持ちと他者の気持ちをしっかり区別していることが必要である．文型として正しいばかりでなく他者の気持ちを決めつけないことが大切であり，子どもと意見を交換する形式をとりつつ，広がりが持てるよう促していく．

7：マンガなどを読んで理解する ──

0-A	0-B							
1-A	1-B	1-C						
2-A	2-B	2-C	2-D	2-E				
	3-B	3-C	3-D	3-E	3-F			
		4-C	4-D	4-E	4-F	4-G		
			5-D	5-E	5-F	5-G	5-H	
				6-E	6-F	6-G	6-H	6-I
					7-F	7-G	7-H	7-I
						8-G	8-H	8-I

F：じゃんけんの勝ち負け，
　あいこがわかる（3人以上）

● 表出課題

▶ テレビなどで知った内容を話題にできる

ここでいう「テレビなどで知った内容」とは，ニュースやドラマの内容，バラエティ番組でのエピソードなど公共性のある媒体を通じた話題を意味する．話題を自分から話し始める場合と，他者からの話題提供を受けてそれを維持する場合が考えられる．

自分が話題を提供する場合には，公共性と話を始めるタイミングが問題となる．ここでいう公共性とは，相手によって話題を選ぶことである．個別指導場面では，一通り話題を維持した後で，今の話はいつ，誰と話すことが適切であるかについて教示していく．あるいは，全く知らないので話題を変えてほしいと伝えることで，話題を選ぶ必要性を示すこともある．話をはじめるタイミングについては，7-H にて後述する．

その場の話題を維持する場合には，「相手の話に関心を示す」ことの大切さを伝え，実際に指導者側から提供した話題を維持させる．

子どもは，聞いたことのある話題であっても自分に話すべき知識がなければ全く関心を示さない，しばしば善悪好悪で断じてしまうことが見られる．行動上は話題を相手によって選ぶことができるようになった後も，他者を「自分の話題についてこれない人」として侮蔑する気持ちが生じ，またそれが表情などに表れてしまうこともある．言語の形式的側面を教えることから指導を開始することが多いが，習得した形式が機能しているかを確認することは重要である．

● 関わり課題

▶ 全体指示で自分のするべきことがわかる

8人程度以上の集団の中で，指示を聞きながら，自分のすることをきちんとやることは大切なことである．指示を聞きもらしてしまうことも多いので，指示する大人の側にも少し配慮が必要である．子どもたちが注目をしているかどうかを確認してから指示を出すこと，また指示の内容がその子どもの理解レベルの範囲内であるかどうかも大切な点である．はじめは，それらを確認しながら取り組み，少しずつレベルアップをしていく．大人が話をしはじめる時，最初は手をたたくなどの合図を決めて注目を促す，それを徐々に「はい，言いますよ」などのことばに変えていったり，必ずしも大きな声で促さなくても，あえて小さい声を使ったりして，注意深く聞けるようにしていく．注目がきちんとできている時や，指示を聞いて動けた時などに大いに褒めることなども心がける必要がある．

7-F

7-G マンガなどを読んで理解する／教室の中でのルールや，社会のルールを守る

7-G の言語・コミュニケーション領域の課題を全て以下に示す．本文ではその中のいくつかについて解説する．

❶理　解 ・構文：関係節（彼は○○だったと私は思う）を理解できる
❷表　出 ・対人：時期，季節に応じた挨拶ができる
❸関わり ・社会的ルール：相手が今の話題に飽きていないか意識できる．
　　　　　・社会的ルール：教室内のルールに従える（離席しない，挙手して指名されてから発言するなど）

● 理解課題

▶ 関係節（彼は〜だったと私は思う）を理解できる②

埋め込み型の文型を理解するうえで，「その動作をしている人は誰なのか」を理解することが重要である．これには，動作主と動作の関係を抽出する練習が考えられる．「お母さんが猫を抱いている男の子を追いかける」という文であれば，該当する絵と文字分を提示して「誰が追いかけている？」「誰が猫を抱っこしている？」「お母さんは何をしている？」「男の子は何をしている？」などを質問していく．関係性をわかりやすくするために，文字文の「猫を抱いている男の子」部分と「お母さんが」「追いかける」部分を色分けしておくのもよい．この段階からまず絵を消去して，次に文字文を消去していく．

関係節の理解は関わり領域の発達と関連し，他者意見の存在やそれが自分の意見とは違うことを認められること，その意見を受け入れられることと結びついていく．しかし，当然自我が関連する場面では理解できても受け入れられないことは生じる．このため，自分を含まない状況で練習を重ねておくことが必要となる．

教材として 2 コマの連続絵や 4 コマ漫画などが有効である．前述のとおり，文法的に複雑な課題では表出が理解に先行していく傾向があると考えられる．ストーリーの中で登場人物たちの考えや感情を推測していき，子どもがそれを表現する際の文型を指導する側が関係節表現に整えてあげることで，適切な関係節理解と表現に触れる機会としていく．

● 表出課題

▶ 時期，季節に応じた挨拶ができる

「寒くなりましたね」などの時候の挨拶は，「いつまでも話していたい」話題ではないが「あったほうがいい」話題である．このようなやりとりは，「会話調整」の機能を有する．会話調整は，集団適応上大切な機能の一つである．

7：マンガなどを読んで理解する

A	B	C	D	E	F	G	H	I
0-A	0-B							
1-A	1-B	1-C						
2-A	2-B	2-C	2-D	2-E				
	3-B	3-C	3-D	3-E	3-F			
		4-C	4-D	4-E	4-F	4-G		
			5-D	5-E	5-F	5-G	5-H	
				6-E	6-F	6-G	6-H	6-I
					7-F	7-G	7-H	7-I
						8-G	8-H	8-I

G：教室の中でのルールや，社会のルールを守る

　内容として，その日の天気（「いい天気ですね」「今日は暖かいですね」），気候の変化（「寒くなりましたね」），トピックス（「昨日の雷はすごかったですね」），年中行事（「あと少しで今年も終わりですね」「もうすぐ夏休みですね」），約束の時間に遅れたお詫び（「遅くなりました」）などが挙げられる．機能的な性質上，1セッション内での反復練習はしにくいが，個別指導では次回来院時に例示したうちのいずれかを使ってみるよう約束し，使用機会を設けて経験を広げるよう試みる．

　時候の挨拶はタイミングが非常に重要である．「夏休みどこに旅行に行った？」など会話が進んでから「暑くなりましたね」など言ってしまう，「言うぞ！」と決めて来院したため，「こんにちは」も言わずに出会ってすぐ「暑くなりましたね」と言うなどはとても不自然である．通常の挨拶後が適切であること，別の話が始まってしまったら言うべきではないことを伝えていく．「言ったほうがいいけれど，タイミングによっては言わないほうがよい」というあいまいさは，少々わざとらしくても具体的に教示していくことが必要である．

● 関わり課題

▶ 教室内のルールに従える（離席しない，挙手して指名されてから発言するなど）

　様々な集団には，その集団ならではあるいは，授業中や休み時間といった場面によって，様々な決まり，ルールがあるだろう．それをまずはじめに確認する．「ここでは，〜と〜が決まりだよ」というように．そして「決まりはなんだったっけ？」とか「じゃあやってみようか」などといって，ちょっと練習をしたりして確認をする．忘れやすい子の場合は，授業中に何回か「決まりがあったよね？」とか「〜っていう決まりを思い出してね」などと声をかけて，思い出させておくとよい．

　これは，決して教室内だけのことではなく，家庭などでも内容を変えて取り組めるものだ．寝る前には片づけをすることをわが家の決まりにしようとか，ご飯の間はテレビを消すことをわが家の決まりにしようなど，子どもと相談しながら家庭の中にもこうした「決まり」があること，それに従って行動することの大切さと決まりを守って暮らすことの気持ちよさを伝えていく．

7-G

7-H マンガなどを読んで理解する／場面に合わせた行動をする

7-H の言語・コミュニケーション領域の課題を全て以下に示す．本文ではその中のいくつかについて解説する．

❶理　解
・構文：関係節（彼は○○だったと私は思う）を理解できる
・対人：冗談を理解できる

❷表　出
・対人：他人から物などをもらったら，親に報告できる
・質問応答：もし〜だったら？という仮定の質問に対して，○○だったら△△かもしれない，○○だったら××かもしれない，などいくつかの答えを想定できる
・対人：話をはじめる時に，「○○の話ですが」「話は変わりますが」など前置きができる

❸関わり
・自己抑制：自分の現在の感情（イライラし始めていることなど）を意識できる
・自己抑制：指摘された後は，自己コントロールできる
・自己抑制：不満を表情や行動に出さない

● 理解課題

▶ 冗談を理解できる①

　ダジャレが好きだったり，調子に乗ってしゃべりすぎたり悪ふざけがみられる子どもにおいても，文脈の中で冗談が理解できないことは多い．多くの場合，前後の会話の流れを考慮に入れずに，発言を文字通りに受けてしまうことから生じるようである．冗談は，相手に悪意がないこと，わかっていてわざと言っていることなどを前提として成立していることば遊びであり，そのズレ具合や思いつきの素早さを面白がっているものである．文字通り捉えると嘘や相手を非難する内容となってしまうこともあるので，その意味でなく意図を理解して聞くことが求められる．「この店は何がおいしいんだろうね」という問いに対し「お店がまずいものを出すわけがないよ！」などと答えてしまう勘違いも，「お店にたくさんあるおいしいメニューの中で」という前提が省略されていることを踏まえていないために冗談が理解できないことと通じる．

　課題としては，絵や文で提示された状況における発話が冗談であるかを考えさせてみる．つまり，「相手の感情（喜怒哀楽）に気づく」という 6-E の理解課題の延長線上に当たる．ソーシャルスキルトレーニング（SST）カードなどを示し，場面の説明を促すとともに，場面に対して不適切な発語であるか，冗談として場を和ませる発語であったかを考えさせていく．また，子どもに対し「あなたなら，何と言うか？」と冗談を考えさせてみてもよい．同じ発語内容であっても，その場面にいる人との親密さによっても冗談として認められるか否かが変わってしまうこともある．言った側，言われた側それぞれの立場に立って気持ちを考える（6-F 表出課題参照）ことが基礎となる．

　一方，相手が冗談を言っていると理解はできても，自分の意図と違う予期せぬことを言われたと不快に感じてしまう，「僕的には，面白いと思わない．」といった自分中心の頑なさなどから自己コント

7：マンガなどを読んで理解する

0-A	0-B							
1-A	1-B	1-C						
2-A	2-B	2-C	2-D	2-E				
	3-B	3-C	3-D	3-E	3-F			
		4-C	4-D	4-E	4-F	4-G		
			5-D	5-E	5-F	5-G	5-H	
				6-E	6-F	6-G	6-H	6-I
					7-F	7-G	7-H	7-I
						8-G	8-H	8-I

H：場面に合わせた行動をする

ロールがうまくできずに，結果として「冗談を真に受けた」表情や態度となってしまう場合も考えられる．不快な感情を抑制する一方，冗談を理解したと周囲に伝える表情など非言語的な表現を教える必要が生じることもある．

● 表出課題

▶ 話を始める時に，「○○の話ですが」「話は変わりますが」など前置きができる

　唐突にそれまでと違う話題を話し始めてしまう人がいる．自分では唐突であったこと自体に気づいていないことが多い．これは，「今の話題はつまらない」「今出てきた話で思い出したことがある」といった本人の思考プロセスは個人的・内面的な発想であり，自分だけしかわかっていないにもかかわらず，場に参加している人全員に共通に認識されたと決め込んでしまっていることによって生じていると考えられる．自分はわかっているので，相手がわかっていないことに気づかない状態である．このような子どもに対し，前置きをしてから話し始めることを教えていく．

　指導には，自由会話場面を利用する．あらかじめ前置きするように教示されていても，話に夢中になり忘れることが多いので，「話は変わりますが」などの文字文を準備しておくとよい．

　一方，いくら前置きをしても，自分のペースだけでどんどん話題を変えて話し続けてしまっては適切な会話とは言えない．話題を変えるタイミングとして，相手の現在の話題への参加度を知る指標を持つ必要がある．視線や相手の態度（身を乗り出している態度と他のことをしながら聞いている態度）やあいづちの声の調子（「ふーん」と「うん，うん，うん」の違い），質問や「それで？」などの促しの言葉の量や抑揚などをわかりやすく示しつつ，話の止め時，変え時を知る指標を伝えていく．

● 関わり課題

▶ 不満を表情や行動に出さない

　何かを指示された時，「えーーー」と大げさに不満を表したり，怒ったり，プイッとふくれるなどの表情に出さないで，こらえられることが課題である．日常生活では，大人のほうが約束を忘れていたりして「えーーー昨日○○って言ったじゃない」などと指摘されてから「あ，そうだった．忘れてたねえ，ごめんね」などということもあるが，何か言うとすぐに「えーー」と口癖のようになってしまったりする子どももいる．「その"えー"はよくないよ」と指摘をし，まずは「はい」とか「ウン」と答えたほうがお兄さん（お姉さん）らしいよね，と話していく．また，怒った顔に対しては，そんな顔しないよ，おかしいよ，と注意していく．どうせやるなら気持ちよくやったほうがいい，という考え方も伝えていけるとよい．

7-H

7-1 マンガなどを読んで理解する／計画的な行動をする

7-1 の言語・コミュニケーション領域の課題を全て以下に示す．本文ではその中のいくつかについて解説する．

❶理　解　・対人：冗談を理解できる
❷表　出　・対人：年下の子どもなどに対して，わかりやすいことば遣いができる
　　　　　　・説明：話を聞いて，矛盾している点を指摘する
❸関わり　・社会的ルール：必要なものや順序を考えてから話す・行動を開始する
　　　　　　・社会的ルール：子ども同士でルールを決めて遊べる
　　　　　　・社会的ルール：約束の時間に間に合うように支度できる
　　　　　　・社会的ルール：物事には，多側面があることがわかる（お母さんは優しい時も厳しい時もあるなど）

● 理解課題

▶ 冗談を理解できる②

冗談の理解は，文型の理解を拡げる課題のように音声提示に対して絵カードを選ぶ形式で学習を進めることは難しい．冗談は，その場にいる人が「会話を楽しむ」つもりがあることを前提としている．その意味では，関わり領域としての要素が多い課題である．

雑談のように，内容でなく会話そのものを楽しむことに対して，よくわからない，必要を感じないと思う子どももいるようである．自閉スペクトラム症を有する子どもの特徴かと思われる．自分にとっての必要性，すなわち必要な情報を得られる，趣味的な内容について話せることに楽しみを感じる一方，聞いている側を楽しませる意識が薄くなりがちである．冗談の理解を課題として取り上げていく理由の一つには，こういった会話自体を楽しむ，聞いている人を楽しませる意識の向上が挙げられる．

ストーリーを予想外の方向へ展開させることで面白い状況を作り出していく課題を設定すると，自分が面白いことを言う感覚で相手を楽しませることにつながるため，会話を楽しむ経験として有効と思われる．昔話などを利用して，「川上から大きな桃が流れてきました」の後を 1 文だけ話すことで交互に展開していく（例）．保護者も加わって人数が増えるほうがより実際的である．

例　大きな桃が流れてきました　　　　→　　　　おばあさんは桃を川上に投げ返しました

　　モモは木の枝に引っかかりました　　→　　　　カラスが「ラッキー」と食べ始めました

　　桃太郎はカラスを「おかあさん！」と呼びました

7：マンガなどを読んで理解する

A	B	C	D	E	F	G	H	I
0-A	0-B							
1-A	1-B	1-C						
2-A	2-B	2-C	2-D	2-E				
	3-B	3-C	3-D	3-E	3-F			
		4-C	4-D	4-E	4-F	4-G		
			5-D	5-E	5-F	5-G	5-H	
				6-E	6-F	6-G	6-H	6-I
					7-F	7-G	7-H	7-I
						8-G	8-H	8-I

I：計画的な行動をする

● 表出課題

▶ 年下の子どもなどに対して，わかりやすい言葉遣いができる

「抽象概念を他のわかりやすいことばで説明できる」という 6-I の表出課題の発展型である．ここでは，言い換える必要の有無を自分で判断することが求められる．判断材料となるのは，相手の聞いている時の態度や応答の内容である．

指導場面では，会話の相手が指導者なので「年下の子どもに対して」ではない．このため，たとえば子どもが好きなゲーム，カードゲームなどの話をする場面が，この課題を指導するよい機会となる．子ども達は，そのゲーム特有の用語を誰もが当然知っているかのように用いることが多い．そこで，はじめは「○○ってなに？」と質問するが，徐々に質問はせず表情のみで理解できていないことを子どもに示し，言い換えや説明を加えながら話すことを促す．自由会話以外では，寄せ木など認知的な課題を用いて，子どもが見本図を持ち指導者に見せないようにして説明し構成させるといった場面を設定する（図 1）．寄せ木ピースの向きや位置が相手にうまく伝わらない時に，相手にわかるように言い換えるよう促していく．

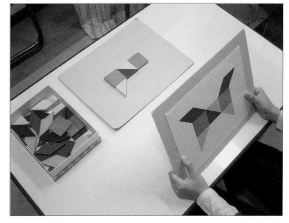

図 1　寄せ木模様を子どもが説明する

● 関わり課題

▶ 約束の時間に間に合うように支度できる

「〜時に出るよ，間に合うのかな？」とか「時計の長い針が 3 になるまでに，やっちゃおう」のように，時間への意識を高めながら取り組んでいく．まずは，いつも決まった登校時間までの間に，やることがいくつあるかを整理し，「きがえと，トイレと，はみがきの三つが朝の仕事だよ．それを長い針が○○までに終わらせようね」といったように意識づける必要がある．自分が，着替えに何分くらいかかるのか，歯磨きやトイレにだいたい何分くらいかかるのかといったおおよその時間がわかり，分単位の時計の計算ができるようになっているならば，その分の時間を逆算して，何分になったら着替えをするとか，そういったドリルなどを用いて練習するのもよいだろう．

7-I

8-G　他者の気持ちを推測し行動する／教室の中でのルールや社会のルールを守る

8-G の言語・コミュニケーション領域の課題を全て以下に示す．本文ではその中のいくつかについて解説する．

❶理　解　・対人：他者の視点に立てる
❷表　出　・説明：トラブルが起きた時の解決法を提案できる
❸関わり　・社会的ルール：相手が今の話題に飽きていないか意識できる

● 理解課題

▶ 他者の視点に立てる①

　自他で好みや考えが異なることを第三者的立場で理解できるようになっても，自分が含まれると「理解できる」けれど「納得できない」ことが見られる．人によっては「今の場合は違う」など自己を正当化する行動へとつながりやすい．本人にとって，自分の考えと異なる意見が示されたことで想定外の事態に直面しているものと思われる．自閉スペクトラム症の特徴のひとつである同一性保持傾向と関連して受け入れ切れない感情が生じ，自身の心の安定を求めて「正しいかもしれない他者の意見」を排除する行動が出現すると考えることもできる．周囲から行動を自分勝手，利己的，人の言うことを聞かないと判断されてしまうことが続くと，かえってその行動傾向が定着していくこともあるかと思われる．

　個別指導での課題としては，「なんで?!」「でもさ」と違う意見を言うことを予告しておき，穏やかな反論をすることを求める．内容は「ペットを飼うとしたら犬がいい？猫がいい？」といったものでよい．本人の話す「犬がいい」理由に対して猫派としての意見を伝え，犬派の主張をするよう促していく．この際，相手の意見を否定してもよいが，一刀両断するような言い方にならないようにコメントしていくことを教える必要のある子どもも見られる．これは関わり 6-H，7-H「不満を表情や行動に出さない」などと関連する．

　このほか，家族の良いところと悪い（直して欲しい）ところを考える，家族への誕生日プレゼントを考えるといった課題が挙げられる．

● 表出課題

▶ トラブルが起きた時の解決法を提案できる

　不慮の出来事に対して対応を考えること自体は，6-E「未経験の場面に関して，どうすればよいか，なんと言えばいいかを答えられる」という課題において，設定されている．ここでは，6-E の課題を基礎として，当事者となった時の状況に近づけてその対応について考えさせる．

　課題的には，「どうする？」と問うプリント学習やロールプレイの中で，子どもの行動の結果相手

8：他者の気持ちを推測し行動する

A	B	C	D	E	F	G	H	I
0-A	0-B							
1-A	1-B	1-C						
2-A	2-B	2-C	2-D	2-E				
	3-B	3-C	3-D	3-E	3-F			
		4-C	4-D	4-E	4-F	4-G		
			5-D	5-E	5-F	5-G	5-H	
				6-E	6-F	6-G	6-H	6-I
					7-F	7-G	7-H	7-I
						●8-G	8-H	8-I

G：教室の中でのルールや社会のルールを守る

が不快になってしまったなどの状況を追加質問していく．応答の内容については，6-E 課題時よりも許容される範囲を狭く，やや意地悪な程度とすることが適切である．実践的には 8-G 理解課題と同様に，小集団の場面設定ができると効果的である．自分が当事者の立場であった場合について考えさせると反社会的な解決法や「謝る」の一点張りになってしまうことがあるので，仲裁者の立場における解決法を考えさせることも一案である．ソーシャルスキルとして考えた場合，「トラブル」という相手が不快な感情になっている場面において求められる子どもの行動は難しい．トラブル後の行動によって，さらに深刻な事態を招く危険もある．言語面はもちろんであるが，抑揚や態度面について意識させることが重要である．

●関わり課題

▶ 相手が今の話題に飽きてないか意識できる

「話題」ということへの理解や会話のルールなどがわかってきた子どもたちには，その話題を進める中で話題が適切であるか，相手の様子を表情などから読み取ることが課題となる．どんな言動が見られたらそろそろやめたほうがいいという黄色信号なのかとか，もう完全に飽きているぞといった表情を判断する練習もよい．会話の様子をビデオでとっておき，後でそれらをいっしょに見返しながら，こんな顔をしている時，この子はどんな気持ちだったか，などを考えさせていくことである．

8-H 他者の気持ちを推測し行動する／場面に合わせた行動をする

8-H の言語・コミュニケーション領域の課題を全て以下に示す．本文ではその中のいくつかについて解説する．

❶理　解　・対人：他者の視点に立てる
❷表　出　・対人：話をはじめる時に，「○○の話ですが」「話は変わりますが」など前置きができる
　　　　　・対人：自分から謝る
　　　　　・対人：すなわち，しかし，など文語体を多用しない
❸関わり　・自己抑制：不満を表情や行動に出さない
　　　　　・社会的ルール：わざとでないことがわかり，相手を許すことができる

● 理解課題

▶ 他者の視点に立てる②

他者視点の習得につながる能力として，メタ認知能力が挙げられる．これは自分を客観視する上で活用される能力である．自分は周囲からどう見えているのか，どう見られたいのかを考える際に，自分を含んだ場面自体をモニタリングし，行動を制御できることは有効であると思われる．

自身の感情を伴う場面で他者視点に立つことには困難が多い．困難な場面で新たな能力やスキルを習得していくことはさらに難しい．このため個別指導の必要性も生じるのであるが，一方で課題場面ではコントロール可能であっても実際場面への般化が進まないケースも見られる．わかりやすくコントロールしやすい課題場面と，日常生活場面を近づけていくことが大切と考えられる．疑似体験やそれに近い状況を設定するようなソーシャルスキルに関するグループワークは有効であると思われる．

個別課題では，より強く感情面を含んだ内容で他者の視点に立つことを促していく．例えば「ラッキー」「つまらない」「イライラ」などの感情について，「自分がイライラした気持ちになってしまうのはどんな時」なのかを考え，その後「周囲の人をイライラさせてしまう自分の行動」は何かを考えさせる．子どもが具体的場面を思いつかない場合，「こんな時はどうかな？」と例示していくが，この例示を受け入れられない子どもに対しては少し容易な課題に変更するほうがよい．

● 表出課題

▶「すなわち」「しかし」など文語体を多用しない

アニメやゲームで表現されるような大げさでわざとらしいことば遣い，抑揚，態度，仕草や擬音，絵画的特殊効果を空書する（暗い気分に落ち込む際に顔に縦線を描く，怒った時に頭のそばに✿マークを描く）などを日常でも用いてしまう子どもがいる．フィクションと現実の区別は理解した上で，ちょっと使ってみたい気持ちの子どももいると思われるが，両者の区別がついておらず，当たり前の

8：他者の気持ちを推測し行動する

A	B	C	D	E	F	G	H	I
0-A	0-B							
1-A	1-B	1-C						
2-A	2-B	2-C	2-D	2-E				
	3-B	3-C	3-D	3-E	3-F			
		4-C	4-D	4-E	4-F	4-G		
			5-D	5-E	5-F	5-G	5-H	
				6-E	6-F	6-G	6-H	6-I
					7-F	7-G	7-H	7-I
						8-G	•8-H	8-I

H：場面に合わせた行動をする

表現として用いてしまう子どもも存在する．アニメやゲームはやりとりがわかりやすく繰り返し示され，しかも好きなものなので学習しやすく身近なのであろう．文語体を口語に多用する行為もこれと同様である．小説や攻略本，図鑑の解説，アニメのナレーションなどの引用である場合が多い．本人は，指摘されるまで「普通の話し方」と思っているので，指摘された意味がわからない．

　指導上は，自由会話場面を利用して，事前に子どもの特徴に合わせて表現や態度等について気付いたことは指摘することを伝えておく．会話中見られた文語体や大げさすぎる表現についてその都度指摘して，許容される範囲の表現を教示していく．良否の基準がわかりにくいので，はじめは一つひとつ意識させていき，5〜10語程度リストができたら「他にはどんなことばを使わないほうがいいと思う？」と共同で列挙していくのもよい．

● 関わり課題

▶ わざとでないことがわかり，相手を許すことができる

　相手のした行動が，たとえ自分にとって嫌なことであっても，それが意図的にやったことでないならばその相手の意図を考えて相手を許すように促していく．

　相手の意図をどう判断するかというところが最も難しいので，わざとなのか，わざとじゃないのかはいろいろな場面で考えさせていく必要がある．また，わざとじゃないといわれても，どうしても許せないと思う子どももいる．「許す」ということは，お兄さん（お姉さん）にしかできない「とても立派な行動」なのだよということを教えていきたい．そのようなあいまいな評価に，自分としても満足できるように促していく．

8-H

8-I 他者の気持ちを推測し行動する／計画的な行動をする

8-I の言語・コミュニケーション領域の課題を全て以下に示す．本文ではその中のいくつかについて解説する．

❶理 解 ・対人：他者の視点に立てる
❷表 出 ・説明：話を聞いて，矛盾している点を指摘する
・説明：振り返ってみて，自分の行動の何がよかったか悪かったか説明できる
・対人：自慢しない，相手の欠点・失敗を指摘しない，相手を非難しない
・対人：不当に非難されている友達などをかばう
❸関わり ・社会的ルール：必要なものや順序を考えてから話す・行動を開始する
・社会的ルール：連絡帳等に自分で必要事項を記入できる
・社会的ルール：物事には，多側面があることがわかる（お母さんは優しい時も厳しい時もあるなど）

● 理解課題

▶ 他者の視点に立てる③

第三者であれば，他者のことについて「○○だろうと思う」「○○な気持ちだと思う」など客観的な感想が言えても，当事者だと他者の視点に立つことは難しい．当事者では，当然その場における自分の感情が伴うからである．特に「私が正しい」という前提があると，より困難になる．「他者の視点に立てる」という目標は，7-H の理解課題である「冗談を理解できる」と比較した場合，「冗談」という限定的な条件でなく，より広い場面対応を求めていくことが目標となる．

内容的には，相手がどうしたいのかを推測して，自分の態度や行動が他者の目にどのように映るかを意識し，譲る，素早く済ませるなど自分の発話や感情，行動をコントロールすることが挙げられる．基礎的な能力として，6-F の課題である「相手の気持ちや望んでいることを推測できる」や語用論的な推論（「今日はたくさん歩いたので疲れましたね」という発話の裏には「どこかでひと休みしましょう」という意図があるなど）の理解，会話の矛盾している点に気づくことなどがある．例えば，以下のような A さんと B さんの会話における矛盾点を指摘させる．

A「あなたはマラソン好き？ もしよかったら，来週のマラソン大会に一緒に出ない？」

B「マラソンもいいけど，僕はサッカーが好きだな．この間もサッカーの試合を見に行ったよ」

ここでは，A さんはマラソン大会への参加を誘っているけれど，B さんは「マラソン」という語をきっかけに自分の好きなスポーツへ連想を広げてしまい，A さんの問いに答えていない．このような課題や状況絵を通じて，「相手の発話意図を考える」ことを経験させる．

実践的には，可能であれば小集団的な活動場面の中で，その都度自分も含んだ集団を構成する人の行動について考えさせ，何をしたのか，どうしてその行動をとったと思うか，相手はどう感じたか，自分だったらどうするかなどを整理していく．チームに分かれての対抗戦や何をするか決める話し合

8：他者の気持ちを推測し行動する

0-A	0-B							
1-A	1-B	1-C						
2-A	2-B	2-C	2-D	2-E				
	3-B	3-C	3-D	3-E	3-F			
		4-C	4-D	4-E	4-F	4-G		
			5-D	5-E	5-F	5-G	5-H	
				6-E	6-F	6-G	6-H	6-I
					7-F	7-G	7-H	7-I
						8-G	8-H	8-I

1：計画的な行動をする

いの進行役などが場面設定として考えられる．本人は他者の視点に立って物事を考えているつもりでも，「こうに決まっている」と決めつけている場合も多い．指摘されても気付けない時には，「別の方法も考えてみる」という解決策を提示することで，気付きを促していく．

● 表出課題

▶ **振り返ってみて，自分の行動の何がよかったか悪かったか説明できる**

「振り返り」は自分で問題を解決し，自分の行動を変容・改善していく上で必要な能力である．反社会的な行動や集団からの逸脱行動，お年寄りに席を譲ったなど良否が明確な行動は本人も自覚できているであろうが，自分の行動だけを考えていても良否がわからない場合もある．団体スポーツのように自分が集団に対して与えた影響や集団の残した結果，集団への貢献も判断基準となるなど，様々な価値基準を持てるようになることが大切である．

より多くの視点から判断できるという意味において，小集団的な場面設定は有効であると思われる．「個人的にはうまくできたが，チームはうまくいかなかったので……」や「今回は良かったが，失敗する可能性もあった．次回はどうしたほうがいいか？」等の考え方を提示し，話し合いながら，自発的な振り返りの機会を増やしていく．

「振り返り」は，自分の言語的・非言語的コミュニケーションにおけるすべての行動のセルフモニタリングとしての役割を果たす．ことば遣いをはじめ，視線，姿勢，あいづちの有無・抑揚，話すべきことかどうかの判断など円滑なコミュニケーションを成立させる様々な要因について，振り返る機会を設けていくことが重要である．

● 関わり課題

▶ **連絡帳などに自分で必要事項を記入できる**

学校に入学すると，連絡帳に記入することが子どもの課題となることが多い．初めは，黒板に書かれたことをただ模写してくること，まずはそれだけでも十分に課題となる時期もあるが，その後は書くか書かないかも子ども自身の判断となる．自分は覚えることが苦手だからと思ったり，書いておけば安心だからとか，このことは大切なことだからと思って，自分で判断して情報を取捨選択することはとても難しい．自分の特性についての認識も弱かったり，ついつい目先の面倒くささなどから「書かなくても大丈夫」と言いがちである．初めは，学校の先生などの協力も得て，連絡帳を書いたかどうかをチェックしてもらえるとよい．また，連絡帳に書いてこなかったからといって安心してしまわずに，お母さんの情報網で必要な物を把握しておくことも大事である．その上で，先生の話を思い出させたり，お友達に電話をして聞いてみるなどの方法も教えていくとよい．あるいは，連絡帳に書いてこなかったから必要な物が用意できなくて困ってしまった，といった失敗経験が必要な場合もある．いつも周りがフォローしてばかりだと，本人の中にやろうと思う気持ちはなかなか起こりにくいからである．

第5章

ことばの広がりを
意識した働きかけ

実際の指導場面を映像で学ぶ

　本書では，初めての試みとして，第5章での文章とコラボして，実際の指導場面を映像で見られるようにしました．言語聴覚士・公認心理師が，実際に指導を行っている姿を知ることができます．ご参考にしてください．映像を見るためには，公益社団法人　発達協会の「動画配信サービス　ロード（Road）」の登録が必要です（写真）．

　ロードには，「見放題コース」があり，そこの「子どものことばの問題について」というカテゴリーに，5章の内容が収録されています．見放題コースは，5章の内容を映像化したものをご覧いただけます（有料）．

　なお，文章と映像ですが，内容的に全く同じではありません．どうぞご了承ください．

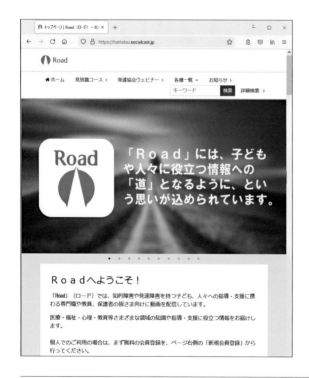

QR コードからもご利用頂けます

発達協会の動画配信サイト　ROAD　https://hattatsu.socialcast.jp/

Column

 教えたい関わりことば

（湯汲 英史）

子どもは2歳前後から、「いっしょにすわろ」「いっしょにたべよ」「いっしょにネンネ」ということばを使い出す。「いっしょに」のことばは、子どもに相手を意識させ、また相手に合わせて行動することを教える。ただ「いっしょに」は、それほど簡単なことではない。「いっしょに」するためには、相手の行動をよく見る必要がある。そして、自分の気持ちをコントロールしながら、相手の動きに合わせることが必要だ。2歳台では、自分をコントロールする力も、見通す力も未熟といえる。このために、いっしょの行動も長続きはしない。ただいっしょに何かをしたいという気持ちが生まれることは、社会性の発達にとっては大切なことだ。

▶「いっしょに」と問題行動

知的障害のある彼は、作業所に通っている。ある時期から、作業所の近くの交差点である指導員を待つようになった。その人が来るまで何時間も動かず、「こだわり行動＝問題行動」とみなされていた。作業能力は高い彼だが、実際には2歳前後の理解年齢である。このために誰かといっしょに、何かをしたくなってきたといえる。

作業所の仲間といっしょに、作業していれば問題はない。ところが、「いっしょに」が指導員との出勤になってしまった。こういう場合は怒ってもダメである。具体的には、「○○くん（作業所の仲間の誰か）といっしょだね。楽しいね。いっしょにできるね」と話すようにする。こうやって、「いっしょに」の相手や対象を変えるよう仕向けていく。

▶育てたい「人への意識」

呼びかけても反応が返ってこないなど、人への意識が希薄なために真似をしない子がいる。こういう子こそ、「いっしょに」を教えていく必要がある。「いっしょにごはん」「いっしょに寝るよ」「いっしょに着替えましょう」といった声かけを通して、人への意識を高めたい。

話はかわるが、専門家の多くは、幼児や学童期の自閉的な子が、40年前と比べ落ち着いてきたと感じている。この理由の一つに、早期からの対応の違いが考えられている。今は早い時期から、自閉的な子が、大人や子どもといっしょに活動する機会が、以前から比べれば増えた。そのことが人への意識や、いっしょに行動できる力に良い影響を与えていると思われる。

▶いっしょに歩くことから

「いっしょに」を教える際に、もっとも効果的なのは「歩くこと」のようだ。いっしょに横に並び歩く、先に出ない、同じスピードで歩くことを促す。広々とした所ではなく、廊下などある程度狭く距離が短い場所で始めるとよいだろう。それができてきたら、ハイキングや山登りに挑戦する。

「いっしょに歩く」のは、なかなか難しいのだが、これができるようになると「いっしょに座る」こともできてくる。逆にいえば、「ほかの人といっしょに」できない子は、いっしょに歩けない。

「いっしょに」のように、子どもに人やものとの関わり方を教えることばを、私たちは「関わりことば」と名づけている。問題とされる行動だが、その原因が「関わりことば」を知らないために起こっている場合も少なくない。

社会性の発達にとり、「いっしょに」は学ばなくてはいけない関わりことばの、大切な一つといえる。

ことばの発達とその指導

—— 本間 慎治

1 知的障害，発達障害をめぐる言語聴覚療法の現状について

　言語聴覚士は 1998 年 9 月に言語聴覚士法が施行されて国家資格となった医療資格で，小児分野とくに発達障害に従事する言語聴覚士は少なく，また指導技法も集約されているとは言えない．ただ，明らかであることは，知的障害（知的能力障害）や自閉スペクトラム症などの発達障害によって言語障害が生じているのであれば，言語障害は発達障害の一部分と考えるべきであるということである．ことばだけが独立して発達するのではなく，認知，運動，情緒さまざまな発達と相互関連してことばは育まれていることを述べている．

2 ことばの遅れる原因となりうる要件

　大きくとらえると，聞こえ，知的発達，発語器官の運動，対人発達という側面が関連すると考えられる．

　人間は 20〜20,000 Hz の範囲の音を聞くことができると言われている．聞こえなければ音声言語を理解することは難しい．

　聞こえていても，その音に意味を結びつけてそれを維持しないとことばとして機能しない．そこには知的な発達が関わっている．

　分かっていても動かせない，上手く動かない場合は表出面に支障が生じる．中枢の運動企画あるいは末梢の神経と筋肉どちらの問題でも起こりえる．

　分かっていても，いつ，どのようにことばを用いればよいか分からないと，コミュニケーションに支障が生じる．

3 発達協会で作成した評価と指導法の言語・コミュニケーション領域

　言語聴覚療法は，Speech の指導ではない．この点が，もっとも誤解されている点である．もちろん，Speech の指導は行い，Speech を使いこなすことを目指している．しかし，指導の内容は，身ぶりや文字も含む理解力，表出力，質問に答える力，人に伝える力，人に伝える態度を含んでいる．

　理解，表出，関わり，基礎的な認知能力という四つの側面が，ことばの指導を進めていく上で重要であり，発達協会方式における言語・コミュニケーション領域の評価も，これらの知識を背景に理解・表出・関わりの 3 分野で構成されている．

4 指導において意識して欲しいポイント

　例えばことばが理解できないときは，ことば以外に場面状況を再認できるためのヒントとなりそうなものをフルに活用すると良い．その一つが，生活リズムである．毎日一定のリズムを整えて，繰り返し同じことをすることが理解力を助け，高める機会になる．また，物を持たせてお片付け，物を見せて取ってきて等のお手伝い活動．物と物との関係の理解が，言語理解につながっていく．あるいは，身辺自立活動．自分で物を扱う機会が模倣力を高め，見立て遊びをし，身ぶり表現につながっていく．つまり，ADL の指導は大切な言語指導機会と考えられる．

ことばの発達は，言語の有する特徴から捉えることもできる．物や意味とことばが結びついていること（意味・記号），文法面（統語），非言語も含むやりとり（コミュニケーション・語用），ことばの形が整っているか（音韻）という四つのとらえ方である．いずれの場合も，指導上偏ってしまうと適切さを失いがちである．とはいえ，重点を置く部分は子どもの特徴により変わってくる．知的な発達の遅れが重度な方においては言語を獲得するという部分の比重が大きい．しかし，語用という観点からみた場合，その方の今表現している手段を利用して広げていこう，という目標設定が大切になる．特定の領域に偏ることなく，重要な点には力を注いでいく．この動画を通して，こういった知的障害，発達障害を有する方への言語指導の考え方を知り，それぞれの処遇における基本的な留意点を抽出していただければ幸いである．

2 ことばの発達を促す指導①
〜前言語期〜

—— 鈴木 さやか

前言語期とは，話しことばが未獲得の段階のことである．話しことばが未獲得のこの前言語期にも，コミュニケーションの基礎となる力を獲得していく．

1 コミュニケーションの基礎となる力の獲得

生後 5 か月くらいまでは，赤ちゃんと大人の 2 人の間だけでコミュニケーションが行われる．赤ちゃんが機嫌よく声を出していたら「お話ししてるのね」とか，赤ちゃんが泣きだしたら「おなかがすいたのね」「おむつが濡れたのね」というように大人は反応する，といった子どもと大人の 2 人の間だけでコミュニケーションが行われる．これを二項関係と言う．6 か月を過ぎると，ここにものが加わる．それを三項関係と言う．6 か月を過ぎるころから赤ちゃんは他人の視線の変化に応じて自分の視線を変えることができるようになる．これを共同注視と言い，そして視線の共有から他者と注意を共有できる共同注意が成立する．こうした共同注視，共同注意が成立し，まわりのものを表すには指さし，身振りやことばを使うのだということが分かるようになる．三項関係ではものが加わる分だけ，二項に比べて場面のバリエーションが広がる．

ここでことばの獲得においてもう一つ注目したい力が象徴機能である．頭の中で思い浮かべたもの（思考・イメージ）を介して，ことばを含めたシンボルつまり「意味するもの」と指示対象の「意味されるもの」との関係を間接的に表す働きを象徴機能と言う．様々な経験や学習

によってシンボル「意味するもの」と指示対象「意味されるもの」が連合，つながりができていかないとシンボルとして使うことはできない．シンボルと指示対象の関係は観察することができるので，シンボルと指示対象とが連合していけるように働きかけていく．この象徴機能が働き，イメージしたこととシンボルが結びついて「ことばが分かる」ようになる，と言える．

2 ことばを獲得する前の発達の見方

〈S-S 法〉という，ことばの発達に遅れのある子どもへの評価・指導法がある．〈S-S 法〉では，ことばが未獲得の子どもの発達をさらに三つに分類している．

① **機能的操作**とは，物を物らしく扱えるという段階である．認知機能の発達に伴い，物の形状の違いを認識し，日常の中でどのように用いているのかを覚えていて，用途に沿って扱うことができるようになっていく段階である．

② **ふるい分け**は，自分の手にしている物を分類することができる段階である．子どもが持っているコップを同じコップのところへ片づける，というように日常場面では「お片付け」がこれに該当する．

③ **選択**は大人の見本を見て一緒に使う物を探す行動である．ふるい分けの段階と大きく違う点は，ふるい分けは自分で手に物を持っていて，片付け先を探しているが，選択では大人に示された物を手がかりにして，それに関わる物を適切に選ぶ

という点である．日常場面ではおもちゃ箱を示して「おもちゃ入れて」，などが挙げられる．子どもが，大人の示している見本に注目しているかどうかが重要な点である．

物と物との関係を理解している，という意味では「ふるい分け」と「選択」は同じ質の行動だが，相手の示す見本，他者からの働きかけをキャッチする必要があるため，「やりとり」という要素が強く含まれてくる．

3　前言語期の課題

人と場面を共有し，やりとりをするというコミュニケーションを成立させているのは，これまで説明した基礎的な認知の力であると言える．物を操作する経験が蓄積され，ある特定の物を見た時に（視覚認知），その扱い方を覚えていて（記銘），思い出して（照合・再認），その物らしく扱うことが見られ始める．こうした概念の形成がことばのスタートライン，と考えられる．

これらのことから，人とのやりとりにつながる「基礎的な認知の力」を育てていくことが前言語期の課題であると言える．また，人とのコミュニケーションが豊かなものに発展していくためにも，人からの働きかけに応じる力をつけていくこともとても重要だろう．ことばが未獲得の前言語期に丁寧に関わり，ことばの行動を支えている認知機能を高めていくことが，次のステップの「発語」へとつながっていくと考えられる．

3 ことばの発達を促す指導②
〜発語が始まった段階〜

—— 鈴木 さやか

前言語期から次の発語が始まった段階，定型発達でいうとことばが出始めた 1 歳前後から 2 歳ごろの二語文の段階に入る前までについて説明する．発達に遅れのある子の場合でも，定型発達と同様の経過をたどりながら，ことばの面が拡がっていくので，定型発達に沿ってお話ししたい．

1 ことばが出始める時期

この段階では，意味のある言葉が出始めただけでなく，何かを見せられてその物の名前を言うことが求められているという状況の理解や，自分が知っていることを相手に伝えて褒められたい，という気持ちがあるのかどうかが重要となる．様々な研究から言語理解は言語表出に先行する，と言われている．つまり，ことばの表出を促していくためには言語理解面を育てていくことが重要ということである．この発語が始まった段階で目標にしていきたいことは，身近な名詞，日常生活でよく使う動詞や形容詞を中心に理解面を育てること，また，それに伴って表出できることばも増やしていくことである．

2 名詞の理解を拡げる

子どもたちに分かりやすく，楽しい雰囲気で取り組んでもらうためにも，押すと音の出る絵本の活用や，大人と一緒に絵本を見ながらいろいろな動物の鳴き声をまねたり，乗用車はブーブー，など乗り物の音を表現したり，同じ動物だけど大きさや耳や鼻の形が違うことなどを身振りで違いを表現する点もポイントである．

3 動詞の理解を拡げる

動詞の理解が進むと，日常で理解できることもさらに拡がる．動詞の理解は，この次の段階の二語文の理解・表出につなげていく上でも大切であると言える．初期の段階では人形や自分の身体を動かすことで学習を進める方法もあるが，日常の中では「ぽいっ　捨ててね」と擬態語をつけて表現したり，「パン　食べるよ」と名詞に動詞をつけてことば掛けするのも良い．手を洗う時に「おてて，あらうよ」と手をこすり合わせて洗う身ぶりをして見せてから洗面所へ行く，というように身ぶりをつけて促すことも有効だろう．

4 形容詞の理解を拡げる

形容詞の理解が拡がると，豊かな表現につながる．しかし形容詞は目に見えないので，「おおきいね」と言いながら両手で大きな円を描くような身ぶりを示したり，「おいしいね」と言いながら自分の片頬に触れたり，大人が表現する様子を子どもに繰り返し見せることで，子どもがその言葉を聞いた時にその身ぶりができるように促していく．子どもは自分の身ぶりをヒントに，身ぶりとことば，ことばと状況を結び付けてことばの意味を理解していく．この時，大人が身ぶりや表情を豊かにして働きかけることがポイントである．

5 ことばの表出面を拡げる

理解できることばの数が増えてきたら，「これ，なーに？」に答えられる，というようにこ

とばの表出面も促したい．物の名前を知っていると思われるのに，「これ，なーに？」に答えられない場合，見せられたものの名前を言うことを求められているという状況の理解ができていない，または恥ずかしさがある，と考えられる．恥ずかしい場合は，多くの場合は時間が解決してくれるので，あまりしつこく尋ねる必要はないだろう．見せられたものの名前を言うことを求められている状況の理解ができていない場合には，身ぶりやサイン，シンボルなど音声以外の手段を使って働きかけに応えるように教えると良いだろう．

6　二語文の表出へ向けて

「電車　きた」「パパ　いた」といった言葉には，相手への報告や共感，提案などが織り込まれている．二語文は相手に向かって発せられている表現であり，この点が単語と違う点である．相手を意識した二語文が使える前には「電車ね」「パパだ」というように，単語に「ね」「だ」「よ」といった終助詞をつけて表現される．これらの終助詞には，相手に共感を求める気持ちが込められている．このように二語文へとつなげていく際には，物の名前の後に終助詞をつけながら子どもに話しかけるのも一つの工夫と言えるだろう．相手への意識を高め，大人が気持ちを込めて語りかけながら共感的な話し方を伝えていけると良いだろう．

4 ことばの発達を促す指導③
～二語文・三語文から統語（助詞）まで～

—— 飯田 祐美

話せる単語が増えてきたタイミングで，多くの場合，二語文レベルの課題に進めていくことになる．二語文は，複雑な言語理解・表出に至る入り口であると同時に会話からキーワードを取り出してコミュニケーションをスムーズにする最初の学習であるので，非常に重要である．

1 二語文の理解・表出

二語文の理解とは，二語の組み合わせを聞いて，適切なものを選ぶことができる段階のため，日常生活においては，「コップ，持ってきて」「お箸，持ってきて」などの音声で，物を取ってこれるようになる状態を指す．二語文の理解課題のポイントは「理解語彙の習得と二つのことばへ注目することや覚えること」である．この段階において，「二語文が言える子でも正しく理解していない場合」「習慣やことばかけに伴う身ぶりがヒントになり理解している場合」があるため，注意が必要である．

二語文の表出が可能になると単語だけの表出より正確な意図が伝わるようになる．この段階で必要なポイントは，「動詞や形容詞など，名詞以外の語彙の習得」「相手に伝えようとする意識」である．動詞，形容詞，代名詞なども獲得して徐々に語連鎖の表現が多様化していくため，やりとりの幅が広がっていくことになる．

2 身ぶりの有用性

おしゃべりができるようになると音声でのやりとりが多くなるが，発語と身振りを組み合わせることも大切である．身ぶりを組み合わせることは，聞き手にとって分かりやすく，特に障害のある子どもたちに伝える際には，重要である．また，身ぶりは一語文を話す子どもが二語文に移行する基礎となっていることが明らかになっている．指差しをしながらものの名前を言ったり，お菓子を持ち上げて見せながら「食べる」と言ったりするように，補助的な身振りをつけながら一語文を話す子がおり，このような子の多くは，その数カ月後に同じような構造をもつ二語文を使うようになることが報告されている[1]．

これらのことから，身振りもことばの発達に貢献していることが言える．身振りを含めた表現を促すことは，言語発達を促すことにもつながる可能性があることを念頭に置いておけると良いだろう．

▶文献
1) 大伴　深，大井　学：特別支援教育における言語・コミュニケーション・読み書きに困難がある子どもの理解と支援．学苑社，2011：33.

3 三語文の理解・表出

三語文に進むためには，二語文での理解や表出のレパートリーが増えていくことが重要である．また，同時に語彙の拡大も必要なため，文レベルの課題だけではなく，語彙を増やすための課題も並行して取り組んでいくことになる．三語文の表出が可能になると二語文よりもより正確に意図を伝えることができるようになっていく．より伝わりやすい表現に繋げていくためには，文の長さだけではなく，「語順（男の子がうさぎを描く）」や「助詞（うさぎを男の子が描

く）」の理解や表出の力も必要である．三語文も「語順」の文もどちらも三つのことばを組み合わせた文になる．しかし，「お母さんがリンゴを食べる」といった文は，一つひとつの単語が分かっていれば理解することができるが，「男の子がうさぎを描く」といった文は，単語だけ理解できても文全体に関わる文法がつかめないと理解することが難しく，その動作をする人とされる人それぞれの役割と，動作主が文頭に来るということばの並びを結びつけることが課題となり，後者（語順）の方が難易度が高くなっている．

4　助詞の理解・表出

　助詞の理解とは，助動詞や助詞などを使い始める段階のことを指す．これができるようになるためには，語順の理解が確立していることや一音節一文字の対応を習得していることが必要である．

　語順（「男の子がうさぎを描く」）では，絵に描かれているものの役割と，「動作主が先頭にくる」ということばの並びを結びつけることが課題だが，助詞（「うさぎを男の子が描く」）では，2つの異なる役割と異なる助詞を結びつける課題となる．また，ことばの発達は基本的には理解ができてから表出するようになるが，語順や助詞については，先に表出ができるようになるため，語順や助詞を話せるから理解しているという訳ではないので注意が必要である．

5　ことばの指導の目標

　ことばも発達の段階の順番通りに進む訳ではない．個々のことばの発達の段階を把握し，その子の段階に合わせた声かけや関わり方をしていくことが大切である．ことばは，人との関わりの中で，非常に重要な役割を担っている．ことばの指導をすることで，子どもたち一人ひとりが人との関わりを円滑にし，やりとりを楽しめることを目指していけると良いだろう．

5 語彙を広げていく指導

―― 山下 征己

1 言葉の発達過程

　語彙を広げていく指導の前提として，言葉がどのように発達していくのかを知る必要がある．言葉のスタートは事物の名称を理解する段階である．例えば，「りんご食べようね」というお母さんの言葉を聞いて，ご飯のときに見るあの赤くて丸い物体には「りんご」という名前があるということを理解する．その後，お母さんが「りんご」と言っている言葉を真似して，りんごが出てきた時や欲しい時に「りんご」と言えるようになっていく．「りんご」だけではまだ単語だが，これが「りんごたべる」など，少しずつ句や文に広がっていく．その後，複雑な意味や文章の規則を獲得して，長い文章を理解したり話したりできるようになっていく．目の前にりんごが置いてあり，「これはなに？」と聞いたとき，りんごを見たことも聞いたこともない子どもは「りんご」と答えるこ

とはできない．これらのことから，基本的には喋るより前に，その言葉を理解できていることになる．言葉を喋らないことが心配になる保護者は多いが，喋る前にどの程度理解しているのか確認する必要がある．

2 二項関係と三項関係

　言葉の理解の基礎となるのが，二項関係と三項関係である．二項関係とは，お母さんが子どもに対して，いないいないばあをして子どもが笑うといった，お母さんの行為に対して子どもが反応する関係のことである（図1）．この段階では，子どもとお母さんの2項のみの関係である．これが，三項関係になると，子ども，お母さんにもう一つ物などが追加される．お母さんがりんごを持って，「これはりんごだね」と言った時に，三項関係が成立していると子どもは，「あの赤くて丸い物体のことをりんごと言うのか」と理解できるようになる（図2）．お

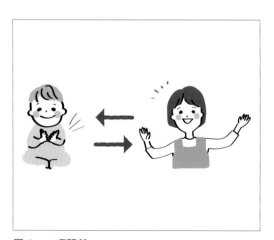

図1　二項関係

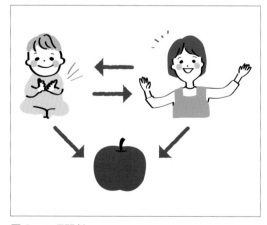

図2　三項関係

母さんが示しているものと子どもが見ているものが一致し，3項の関係ができる．このようにお母さんが喋っていることに反応したり，指している方向を見たりして三項関係を成立させることは，言語理解をするためにはとても重要な力である．

3 基礎的な認知の力

これらと並行して基礎的な認知の力も身に付ける必要がある．赤くて丸いあの食べ物はりんご，外で良く見かける走っている乗り物は車といったように，物が違うとそれぞれ名前も違うということを認識する「弁別」という力は，基礎的な認知の力としてとても重要である．また，次にりんごを見た時に，以前に食べたりんごと同じりんごであることを再度認識する「再認」の力と，そのりんごがおいしかったと覚えておく「記憶」の力も必要である．これらの力により，再度「りんご」と言って，食べるチャンスが増え，言葉を使うことのメリットがわかってくる．更に，お母さんが言ったことなどを真似する「模倣」の力も必要である．真似する力がつくと，同じことを言って，相手に伝える経験を積むことができる．これらの力をつ

けることが語彙拡大のスタートラインとなる．

4 語彙を広げていく指導の方法

以上の力が身に付いてきたお子さんを対象とした上で，名詞・動詞・形容詞といった言葉の指導に結びつけていく．名詞は，言葉の中で1番初めに身に付くものである．普段の生活で自然に見たり聞いたりすることで，身近な言葉から理解が深まってくる．しかし，発達障害の子どもは，他の子どもよりも視界が狭かったり，人にあまり興味を持たなかったりすることにより，自然に身に付けることが難しいことがある．なかなか言葉が広がらないからといって，絵カードを使って「これはりんごだよ」と言い聞かせるだけでは身に付きにくい．カード以外にも実物やおもちゃ，動画を見せるなど，子どもが興味を持てるところを探って，課題にしていく必要がある．動詞では，動画を見せることも有効だが，実際に動きと言葉をセットにして伝えるとわかりやすい．形容詞は，「大きい－小さい」のように，反対語のセットで覚えていくと，語彙が広がりやすい．認知の発達と共に，興味のあるものを見つけていくことで，語彙拡大につながっていくだろう．

6 言語表出手段の獲得に向けて

—— 山下 征己

1 言語表出とは

　言語表出とは，様々な手段を使って相手に自分のメッセージを伝えることである．私たちは，日常で相手に何かを伝えるときには口で話して伝える，すなわち音声言語を使用することが多い．しかし，相手に伝える手段は音声言語だけではなく，メールや手紙など書き言葉を使うこともあれば，手話や身ぶりで伝えることもある．子どもは，周りの人の言葉を聞いたり，口の形を見たり，真似をして言語表出の手段を獲得していくことが多い．始めから言葉を真似させるのではなく，同じ動作をしたり，同じものを作ったり，それぞれ得意なところから真似＝模倣することが，言語表出手段の獲得につながっていく．

2 コミュニケーションの態度

　模倣で相手と同じ表出手段を獲得できたとしても，一方的に喋っているだけでは会話は成立しない．コミュニケーションをとるための言語表出手段の獲得を目標とするならば，コミュニケーション態度をチェックする必要がある．コミュニケーション態度の内容として，まず伝える相手に注目をしなければ始まらない．しっかりと対面して，相手の顔を見て話すなど，基本的な態度として獲得する必要がある．また，どのような態度で話しかけて，どのような態度で聞き取るのかも，態度面としては注意しなければならない．更に，コミュニケーション場面に合った感情表現ができているか，共感性を持って聞くことができているかなど，コミュニケーションをとる上での空気を読む力も必要である．質問と同じことばを繰り返す，パターン的な言語を繰り返すなど，特徴的なコミュニケーションをとっていないかもポイントになる．これらのコミュニケーション態度をチェックし育てていくことが，言語表出手段獲得後にも役立っていく．

3 コミュニケーションの機能

　これらを踏まえた上で，コミュニケーションをとるために必要なコミュニケーション機能がある．コミュニケーション機能は要求，叙述，対人，会話調整，質問の5つとなる．

　要求とは，「〜ちょうだい，〜して」といった表現や「〜していい？」といった許可，「〜しよう」といった勧誘などが含まれる．

　叙述とは，「〜いるよ，〜したよ，あした〜だね」といった目の前の出来事や過去の経験，未来の予告など報告する表現である．

　対人とは，「おかあさん，ねえねえ」といった注意喚起，挨拶や返事など日常で使う頻度の多いものがある．

　会話調整とは，イエス・ノー反応やわかったときのあいづち，わからないときに「わからない」や「なんて言った？」と言うなど，会話の中で用いられるものがある．

　質問とは，5W1Hの質問「いつ？どこで？」などや，「〜ってどういうこと？」といった語義質問も含まれている．

4 コミュニケーションの手段

　これらのコミュニケーション機能を実現させ

るために必要なコミュニケーション手段には，いくつか種類がある．要求で使用する手段として，実物を見せたり指さしをしたりすることから始まることが多い．成長すると，声を出して，視線や身ぶりでアピールすることが増えてくる．要求したいものの名称がわかるのであれば，言葉で言ったり文字で書いたりして示すこともある．対人では，「ねえねえ」と肩を叩いたり，袖を引っ張ったりする注意喚起が最も使用しやすい手段となる．

5　言語表出手段の獲得に向けて

　先にも述べたように，言語表出手段は音声言語に限ったことではない．実際に言葉を話さなくても伝えられることはある．言語表出が遅れていると，「喋ること」を目標に指導をすることがある．もちろん最終的には，目標としていくことが多いが，まずは本人の得意な表出手段が何なのか探り，コミュニケーションのきっかけを見つけていく必要がある．今現在使える表出手段を使って，人とつながること，コミュニケーションをとることの楽しさを体感してほしい．その後，少しずつ様々な表出手段を獲得できるようにアプローチしていけると良い．

会話の発達に向けた質問
一応答関係の指導

—— 山下 征己

1 会話とは

　会話とは，質問−応答関係検査実施マニュアル[1]によると，「文章」と「質問応答関係」という2つの大きな構成要素からなると考えられている．子どもの言語発達は，1歳くらいで言葉が出始めてから，年齢とともに2語文，3語文と伸びていく．その文がたくさん連なったものを「文章」と言い，それによって多くの情報を理解したり，伝えたりできる．単語や，アイコンタクトだけでも情報を理解したり，伝えたりすることはできるが，より会話をわかりやすくするために「文章」は必要となる．一方，「質問応答関係」とは，聞き手と話し手が役割を交替しながら相手から知りたい新たな情報を得るために互いに尋ね，それに対して応答することである．この「文章」と「質問応答関係」を理解することにより，質問の意味がわかり，答えることもできるようになるため，会話の成立につながっていく．「文章」と「質問応答関係」＝「会話」は，2歳〜6歳にかけて，段階を踏みながら発達していく．

2 会話の発達段階

　質問−応答関係検査実施マニュアルによる会話の発達段階は，無反応・現前事象→自己経験・連想→意味ネットワーク→メタコミュニケーションとされている．

　「無反応・現前事象」の2歳前半では，話題は今現在目に見えていることに限定される．また，慣れていない人の言葉には応答せず，約半数は「無反応」になる．質問に対しては，目の前に見えているものを言うか，わからなければそのまま何も答えないということが多い時期である．

　「自己経験・連想」の2歳後半になると，名前や年齢，性別に答えるといった簡単なやりとりは成立し，日常的な質問に答えられる幅が広がってくる．わからないときに無反応のままにするのではなく，話しかけられたら応じなければならないという会話の基盤となる協調の原理(Grice, 1975)[2]を習得し始めるとされ，わからないときにわからないと伝えることができるようになる．質問に対して，自分が経験した内容で答える「自己経験」の時期でもある．3歳になると発話量が増えて，近い過去など今現在目に見えていないことについて説明ができるようになる．また，質問の一部から関連することを思いついて答えるような「連想」による回答も増えくる時期である．

　「意味ネットワーク」の3歳後半〜4歳になると，言葉で質問されたことに対して，言葉を頭の中に浮かべて，その言葉を使って答えることが可能になり始めるため，不完全ではあるが，文章での説明ができるようになる．意味ネットワークとは，習得した語彙が意味的に関連のある他の語彙と相互的につながりを形成しているネットワークのこととされている．「りんごもいちごも果物，どちらも赤い．赤いものといえばポスト…」といったように，意味ネットワークに広がりが出ることで語彙が増加していったり，抽象的な語彙を理解することにつながったりする時期である．

　「メタコミュニケーション」の5〜6歳にな

ると会話をしている状況などを自分自身で客観的にモニタリングできるようになる．これが成立することにより，聞き手を考慮して話を要約したり，逆に詳しく説明したりと，聞き手の知識や情報量を評価した上で，過不足なく説明できるようになる．

3　会話の発達に向けて

このような段階を踏まえつつ，形式的なことに捉われずにコミュニケーションを楽しむことも重要である．カードやプリントなど，教材を使いつつも，実際に話しながら指導を進めていくとより良い成長が見られるだろう．

▶引用文献
1) 佐竹恒夫，東江浩美，知念洋美：質問－応答関係検査実施マニュアル．エスコアール，1997.
2) Grice HP: LOGIC AND CONVERSATION. University of California, Berkeley, 1975.

8

日常会話の拡大に向けて
疑問詞の理解を促す課題を中心に

—— 鈴木 さやか

ある程度の理解力が育ち，ことばの数も増えてきたら，「何して遊んだの？」「だれと遊んだの？」「どこへいったの？」などと疑問詞を用いた質問に答えられるようになり，表現の幅も大きく広がる．ことばの発達には順序があるのと同様に，質問に答える際に必要な疑問詞の理解にも獲得の順序がある．

1 疑問詞の理解の獲得順序

一般的には，「なに」「だれ」は1歳代，「どこ」は2歳前後，「いつ」は2，3歳代，「どうやって」は3歳代，「なんで」「どうして」「なぜ」は3歳前後から答えられるようになる，と言われている．子どもは自分の知らない言葉で質問されても，上手に答えることができない．子どもがまだ未獲得の疑問詞を使って大人が問いかけるときには，「どこについた？公園に着いたね」など，大人が質問と一緒に答えも含めて正しいやりとりを聞かせるような働きかけが必要だろう．

2 どこにつまずきがあるのか？

やりとりが成立しにくい場合は，疑問詞の獲得段階のどのレベルでつまずいているのか，口頭のみのやりとりの場合であったら聞いて覚えられないのか，経験したことのあるパタンに当てはめて答えてしまっているのかといったことも考慮しながら，今，目の前でやりとりしている子どもが何につまずいているのかを見極めることが必要であると思われる．

3 疑問詞の理解を促す

ここでは，疑問詞の理解につまずきが見られた場合について考えたい．疑問詞の理解を促す課題として，二つ例をあげる．まず一つ目は，疑問詞は，「人」「場所」「時間」といった知りたいことの内容によって，「だれ」「どこ」「いつ」と区別されている．「だれ」と問われたときに答える言葉は「人を表す言葉」，「どこ」と問われたときに答える言葉は「場所を表す言葉」，「いつ」と問われたときに答える言葉は「時間を表す言葉」というように，知っていることばを分類する課題に取り組むとよいだろう．このとき，複数枚の単語カードを用いて「いつ」「どこ」「だれ」「どうした（何をした）」にランダムに振り分けていく課題である．もうひとつは，絵を見ながら質問に答える課題である．子どもと一緒に絵を見ながら，その絵に関する質問をする．絵を示すことで，正答した場合も答えることが難しかった場合にも，子どもにフィードバックしやすいだろう．家庭では，家族で出掛けた際などに撮った写真を見ながら，大人が質問したことに答えるのも取り組みやすい方法の一つだろう．

4 分からない時の対処法を教える

また，疑問詞の理解が定着してきたとしても，質問の中に出てきた言葉を知らなければ，当たり前だが会話はかみ合わなくなる．発達に偏りのある子どもたちと関わる中で，質問の中の言葉が分からないとき，分からないことがあったときにどうしたらよいのか，どのように

相手に尋ねたらよいのかが分からずに黙り込んでしまったり，時には泣いたり怒ったりする場合もある．そのため，対処の仕方を丁寧に教えていくことが必要な場合は多い．対処法が分からない場合，課題を始める前に分からないことがあったら，「わかりません」「教えてください」等，何と言ったらよいかを予め伝えておくとよい．口頭のみで伝えるだけでは伝わりにくいことが多いので，これらのフレーズが定着するまでは文字に書いて示し，机の端っこに置く方法も良いだろう．子どもが何と答えたらよい

のか困っている様子の時に，そのフレーズが書いてある紙を指さしなどで促し，状況に合わせて伝えられるよう教えていく．

また，やり取りしている中で「どうしていますか？」で答えられない場合は，「何をしていますか？」とやさしい質問の仕方へとレベルを下げるという配慮も必要だろう．これらのことを踏まえながら，疑問詞の獲得順序に注目し適切に理解を促し，日常会話の拡大へとつなげていきたい．

index
索　引

発達障害のある子への
ことば・コミュニケーション指導の実際　改訂第2版
評価からスタートする段階的指導

ISBN978-4-7878-2524-7

2022 年 2 月 3 日　改訂第 2 版第 1 刷発行

2008 年 12 月 25 日　初版第 1 刷発行
2010 年 4 月 15 日　初版第 2 刷発行
2011 年 4 月 15 日　初版第 3 刷発行
2015 年 10 月 5 日　初版第 4 刷発行

監　修　者　　石﨑朝世
編　集　者　　湯汲英史
発　行　者　　藤実彰一
発　行　所　　株式会社　診断と治療社
　　　　　　　〒 100-0014　東京都千代田区永田町 2-14-2　山王グランドビル 4 階
　　　　　　　TEL：03-3580-2750（編集）　03-3580-2770（営業）
　　　　　　　FAX：03-3580-2776
　　　　　　　E-mail：hen@shindan.co.jp（編集）
　　　　　　　　　　　eigyobu@shindan.co.jp（営業）
　　　　　　　URL：http://www.shindan.co.jp/
表紙デザイン　　株式会社サンポスト
イラスト　　　　アサミナオ
印刷・製本　　　日本ハイコム株式会社

© 診断と治療社，2022. Printed in Japan.
乱丁・落丁の場合はお取り替えいたします.

［検印省略］